Segunda Edición

TRATE USTED MISMO SU **CUELLO**

Robin McKenzie CNZM, OBE, FCSP (Hon.) FNZSP (Hon.), Dip MDT, Dip MT

SPINAL PUBLICATIONS NEW ZEALAND LTD.
1 Alexander Road, PO Box 2026
Raumati Beach, New Zealand
E-mail: enquiries@spinalpublications.co.nz
Teléfono: ++ 64 4 299-7020

ISBN-10: 0-9598049-0-0

ISBN-13: 978-0-9582692-2-3

Nombre original de la obra: TREAT YOUR OWN NECK

Traducido al español por: Ezequiel D. Gherscovici, PT, Dip. MDT, Argentina.

Editado por: Silvia M. Castello, Argentina.

Diseñado por: Next Communications, Inc.

Fotografía por: John Cheese y TKA Photography

Primera Edición publicada en inglés en 1983

Primera Edición publicada en español en 1992

Segunda Edición publicada en español en 2008

Agradecimientos

Debo agradecer especialmente a Hugh Murray (EE. UU.), Robert Medcalf (EE. UU.) y Colin Davies (Canadá) por las valiosas sugerencias que me han brindado acerca del contenido de esta segunda revisión de *Trate Usted Mismo Su Cuello.*

También me gustaría agradecer a mi hija, Jan McKenzie, y a Jenny Bertelsen (directora de Spinal Publications New Zealand Ltd.) por el trabajo realizado acerca del diseño y el formato de esta obra y debo agradecerles especialmente por su persistencia, sin la cual no hubiéramos terminado.

Finalmente, quiero agradecer a Niniwa Roberts y Treena Fitness por haber modelado realizando los ejercicios durante todos estos años.

Robin McKenzie

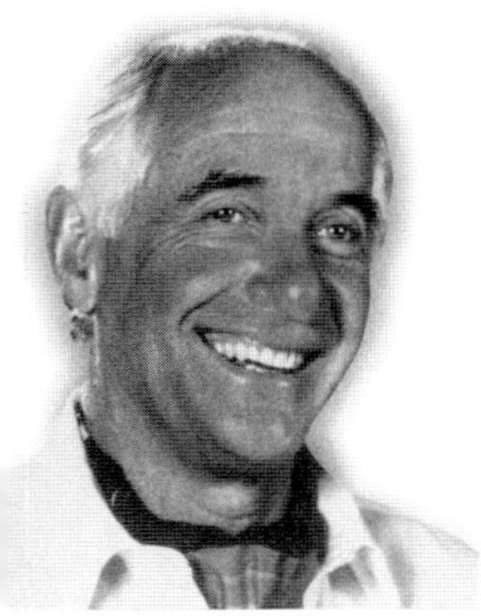

Acerca del autor

Robin McKenzie nació en Auckland, Nueva Zelanda, en 1931. Luego de asistir al colegio Wairarapa (Wairarapa College), se inscribió en el Colegio de Fisioterapia de Nueva Zelanda (New Zealand School of Physiotherapy), del cual se graduó en 1952. Desde 1953, cuando comenzó su práctica privada en Wellington, Nueva Zelanda, se especializó en el tratamiento de los problemas de la columna vertebral.

Durante la década de los sesenta, Robin McKenzie desarrolló sus propios métodos de evaluación y tratamiento, y en la actualidad es reconocido internacionalmente como una autoridad en el diagnóstico y tratamiento del dolor de espalda. Ha dado conferencias en todo el mundo, y para dar una idea del éxito del sistema que desarrolló, el Método McKenzie de Diagnóstico y Terapia Mecánica (the McKenzie Method of Mechanical Diagnosis and Therapy) hoy se enseña y se practica en todo el mundo. En los Estados Unidos de Norteamérica, en Inglaterra, en Irlanda y en Nueva Zelanda, el Método McKenzie es el tratamiento preferido entre los fisioterapeutas (terapistas físicos) para tratar los problemas de espalda.

En junio de 2004, la Revista para Fisioterapeutas (terapistas físicos) y Asistentes de Fisioterapeutas (The Advance Journal for Physical Therapists and Physical Therapy Assistants) publicó en los Estados Unidos los resultados de una encuesta enviada al azar a una muestra de 320 fisioterapeutas de la sección ortopédica de la Asociación Norteamericana de Terapia Física (the orthopaedic section of the American Physical Therapy Association). Se les preguntó a los encuestados quién era el fisioterapeuta o médico de todos los tiempos que mayor influencia había ejercido en su entrenamiento y en sus aplicaciones de terapia física para problemas ortopédicos. Los profesionales votaron que el número uno entre quienes más los habían influido era Robin McKenzie.

El éxito del Método McKenzie ha despertado un profundo interés entre los investigadores de diversos países, y actualmente es uno de los sistemas de diagnóstico y tratamiento para el dolor de espalda más estudiados. Una extensa lista de estudios científicos realizados a nivel mundial demuestra la eficacia e importancia del proceso de diagnóstico y del sistema de tratamiento. Si le interesa obtener mayor información acerca del tema, visite la página web del Instituto: www.mckenziemdt.org

Para asegurar el desarrollo sistematizado de enseñanza e investigación acerca de los métodos diseñados por Robin McKenzie, los médicos y fisioterapeutas involucrados en el proceso de docencia fundaron en 1982 el Instituto McKenzie Internacional (The McKenzie Institute

International). El Instituto es una organización sin fines de lucro, cuya sede central está en Nueva Zelanda. Robin McKenzie fue elegido primer presidente del Instituto.

Robin McKenzie ha publicado artículos en la Revista *Médica de Nueva Zelanda* (New Zealand Medical Journal) y ha contribuido con muchos libros de referencia sobre problemas de espalda. Es autor de seis libros: *Treat Your Own Back* (1980); *Treat Your Own Neck* (1983); *Seven Steps to a Pain-Free Life* (2000); *The Lumbar Spine: Mechanical Diagnosis & Therapy* (1981 y 2003); *The Cervical & Thoracic Spine: Mechanical Diagnosis & Therapy* (1990 y 2006); y *The Human Extremities: Mechanical Diagnosis & Therapy* (2000).

Las contribuciones de Robin McKenzie para el entendimiento y tratamiento de los problemas músculo-esqueléticos han sido reconocidas internacionalmente. En 1982 fue nombrado Miembro Honorario Vitalicio de la Asociación Norteamericana de Terapia Física "en reconocimiento al servicio distinguido y meritorio del arte y la ciencia de la terapia física y al bienestar de la humanidad" (Honorary Life Member of the American Physical Therapy Association "in recognition of distinguished and meritorious service to the art and science of physical therapy and to the welfare of mankind").

En 1983 fue elegido miembro de la Sociedad Internacional para el Estudio de la Columna Lumbar (International Society for the Study of the Lumbar Spine). En 1984 fue nombrado Fellow de la Sociedad Norteamericana de Columna (Fellow of the American Back Society) y en 1985 se lo designó Miembro Honorario de la Sociedad de Fisioterapeutas de Nueva Zelanda (Honorary Fellowship of the New Zealand Society of Physiotherapists). En 1987 fue nombrado Miembro Honorario Vitalicio de la Asociación de Terapistas Manipulativos de Nueva Zelanda (Honorary Life Member of the New Zealand Manipulative Therapists Association) y en 1990, Miembro Honorario de la Sociedad de Fisioterapeutas Licenciados en Inglaterra (Honorary Fellow of the Chartered Society of Physiotherapists in the United Kingdom).

Con motivo del Homenaje por el Aniversario de la Reina, en 1990, Robin McKenzie recibe el título de Oficial de la Excelentísima Orden del Imperio Británico (Officer of the Most Excellent Order of the British Empire, OBE). Durante la Celebración del Año Nuevo 2000, Su Majestad, la Reina Elizabeth II, lo nombra Compañero de la Orden de Méritos de Nueva Zelanda (Companion of the New Zealand Order of Merit, CNZM).

Índice

capítulo 1

Introducción

Problemas de cuello

Existen distintas formas de referirse a los problemas del cuello, como por ejemplo, artrosis del cuello, espondilosis del cuello, reuma, fibrosis, hernia de disco, y cuando el dolor se extiende del cuello hacia el brazo, se lo denomina neuritis o neuralgia.

Casi todas las personas han experimentado en algún momento de sus vidas un dolor en la región del cuello o un dolor que se origina en el cuello y se extiende hacia los hombros, alrededor de los omóplatos o a la parte superior o inferior de los brazos. El dolor que se origina en el cuello también puede percibirse en la mano, incluso puede haber síntomas como adormecimiento, cosquilleo y hormigueo en los dedos. Algunas personas sufren de dolor de cabeza cuya causa puede asociarse a problemas de cuello.

Generalmente, estos dolores aparecen o se sienten de manera intermitente, esto significa que hay días o momentos del día en los cuales no se percibe dolor alguno. El dolor de cuello es aún un misterio. Comienza sin avisar y sin ninguna razón aparente, y de la misma manera, desaparece. Los dolores también pueden aparecer o sentirse de manera constante, esto significa que el dolor se percibe todo el tiempo. Aquellas personas que sufren de un dolor constante frecuentemente deben tomar medicación y dejar de trabajar. El dolor puede tornarse incapacitante y afectar seriamente la calidad de vida de las personas, que deben disminuir sus actividades cotidianas para mantener el dolor en un nivel tolerable. Por eso el dolor de cuello puede ser un factor muy limitante en nuestro estilo de vida.

Si usted ha sufrido este tipo de problemas, sabrá muy bien que los síntomas pueden durar algunos meses o incluso años. Quizás haya comprobado que los tratamientos, en general, pueden eliminar el dolor, aunque éste reaparece luego de un tiempo. Tal vez usted está leyendo este libro porque tiene un dolor persistente que aún no ha desaparecido, a pesar de haber intentado distintos tipos de tratamientos.

Cualquiera sea la situación, ya se habrá dado cuenta de que muchos de los tratamientos realizados por médicos, fisioterapeutas (terapistas físicos), kinesiólogos y quiroprácticos se prescriben para los síntomas presentes y no están dirigidos a prevenir futuros episodios. Qué bueno sería, entonces, si usted pudiera aplicarse un autotratamiento cada vez que aparezca el dolor, y aun mejor, qué bueno sería si usted pudiera aplicarse un sistema de tratamiento que prevenga futuros dolores.

Se ha demostrado reiteradamente que los pacientes requieren una explicación racional de sus problemas. Los pacientes solo necesitan aprender cuáles son las posturas y los ejercicios adecuados que les permitan librarse de la sintomatología incapacitante.

Necesitan asesoramiento acerca de cómo evitar aquellas actividades o posturas de la vida diaria que con el tiempo se vuelven nocivas y cómo aplicar aquellas estrategias que les permitan evitar futuras recurrencias. Usted encontrará todo eso en este libro.

Desde 1970, se han descubierto métodos que nos permiten aprender a manejar nuestros propios problemas de espalda. Los métodos de autotratamiento que voy a describirle se desarrollaron a través de mi propia experiencia, luego de haber visto más de 20.000 pacientes durante cuarenta años de práctica profesional. Durante décadas, estos métodos han sido aplicados por doctores y fisioterapeutas en muchos países del mundo, y generalmente lograron los mismos resultados satisfactorios.

Estudios radiográficos[1] realizados en los Estados Unidos de Norteamérica han demostrado que los ejercicios descriptos en este libro permiten recuperar la posición del cuello y restaurar su correcta alineación anatómica. Otro estudio[2] convalidó la eficacia de estos ejercicios para pacientes con dolor en el brazo y en el cuello, demostrando una disminución de los síntomas y una mejoría en la actividad refleja. Cuando el cuello se mantuvo en una posición inclinada hacia delante, el dolor aumentó y los reflejos empeoraron.

Uno de los puntos fundamentales de este libro es que el manejo de su cuello es su propia responsabilidad. Si, por una u otra razón, usted tiene dolores de cuello, puede y debe aprender a manejar los síntomas actuales y prevenir futuros problemas. En el manejo del dolor de cuello a largo plazo, el autotratamiento –en comparación con otros tipos de tratamiento– será la terapéutica más efectiva.

¿Quiénes pueden realizar ejercicios de autotratamiento?

Este libro está dirigido a aquellas personas con problemas mecánicos recurrentes. La mayoría de las personas se beneficiarán con los consejos brindados en este libro. Puede comenzar con el programa de ejercicios, siempre que tenga en cuenta las recomendaciones descriptas más adelante.

Una vez que haya comenzado con los ejercicios, controle cuidadosamente su patrón de dolor; si éste empeora progresivamente y persiste al día siguiente, o si su dolor aumenta poco a poco en severidad y se vuelve intolerable, usted debe consultar a su médico o a un profesional Diplomado o Certificado por el Instituto McKenzie Internacional.

[1] Ordway NR, Seymour RJ, Donelson RG, Hojnowski LS, Edwards WT (1999). Cervical flexion, extension, protrusion, and retraction: A radiographic segmental analysis. Spine 24 (3):240-7.

[2] Abdulwahab SS, Sabbahi M (2000) Neck retractions, cervical root decompression, and radicular pain. J Orthop Sports Phys Ther. 30 (1).4-9.

Si usted siente dolor de cuello o de hombro por *primera* vez, consulte a su médico, quien probablemente lo referirá a un fisioterapeuta (terapista físico) para que le brinde tratamiento y, más importante aún, para que lo asesore y le enseñe cómo prevenir futuros problemas del cuello. También deberá consultar si su problema de cuello le genera complicaciones como, por ejemplo, un dolor severo y punzante, o si no puede alinear su cabeza hacia el centro o si tiene dolores de cabeza persistentes.

En cualquiera de las siguientes situaciones, usted *no* deberá comenzar con el programa de ejercicios sin haber consultado a su médico previamente:

- Si tiene dolor cerca o directamente en la muñeca o en la mano y siente pinchazos, hormigueo o adormecimiento en los dedos.
- Si ha desarrollado problemas de cuello luego de un severo accidente reciente.
- Si últimamente ha tenido dolores de cabeza; en este caso, deberá realizarse un examen de la vista y quizás le prescriban anteojos.
- Si usted tiene dolores de cabeza severos que aparecieron sin ninguna razón aparente, no desaparecen y empeoran gradualmente.
- Si usted tiene episodios severos de dolor de cabeza que se acompañan de mareos y náuseas.

Elija cuidadosamente a su fisioterapeuta (terapista físico), ya que es él quien debe brindarle la información y el asesoramiento adecuado para que logre manejar usted mismo su problema. Todo paciente merece tener la oportunidad de aprender cómo manejar su propio dolor de cuello, y cada fisioterapeuta debería estar obligado de brindar dicha información.

Los únicos profesionales de la salud completamente calificados para aplicar el Método McKenzie de manera confiable son los miembros del Instituto McKenzie Internacional que poseen el Diploma en Diagnóstico y Terapia Mecánica o el certificado en Diagnóstico y Terapia Mecánica®. Para encontrar profesionales entrenados por el Instituto McKenzie, busque en la guía que figura al final del libro o, con su computadora (ordenador) en la página web del Instituto McKenzie Internacional: www.mckenziemdt.org.

Este libro describe un sistema completo de autotratamiento, el cual debe ser realizado en su *totalidad* para garantizar el éxito.

Le recomendamos que no se dirija directamente a la sección de ejercicios sin haber leído los capítulos previos, ya que perderá información fundamental para el éxito del tratamiento.

El Cuello o La Columna Cervical

Las vértebras y la columna vertebral

Observemos la columna vertebral (Foto 1). En la región del cuello, la columna está formada por siete huesos, las vértebras, que se apoyan una sobre la otra (Foto 2).

Cada vértebra posee una parte sólida en su frente, denominada cuerpo vertebral, y un orificio por detrás. Cuando las vértebras están alineadas, una sobre otra, forman la columna vertebral, y estos orificios forman el canal medular (Foto 3). Este canal actúa como un conducto de protección para todos los nervios que se extienden desde la cabeza hasta la pelvis y forman la médula espinal.

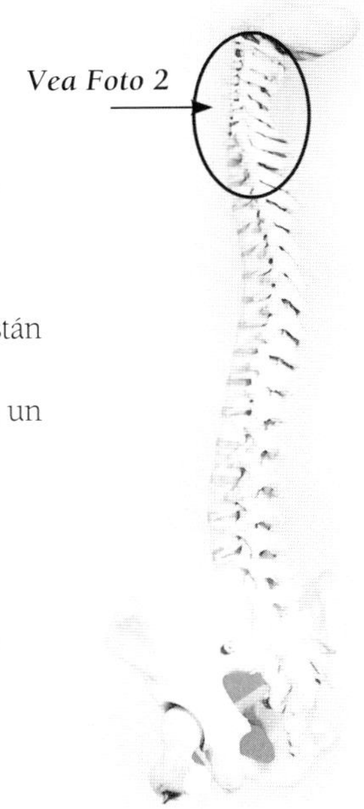

Foto 1) La Columna Vertebral

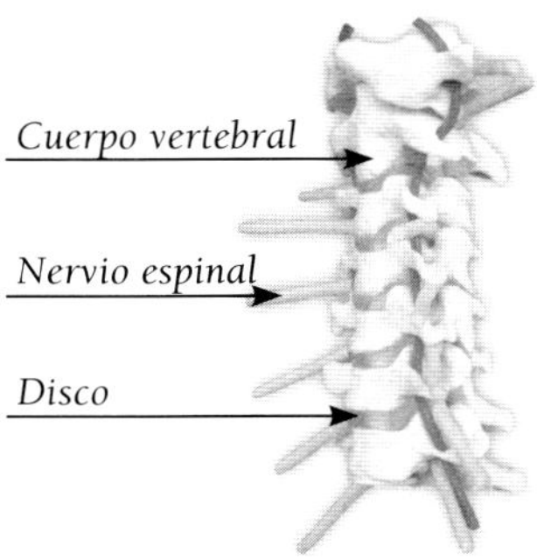

***Foto 2)** Las siete vértebras cervicales con los discos entre ellas y los nervios saliendo a los lados*

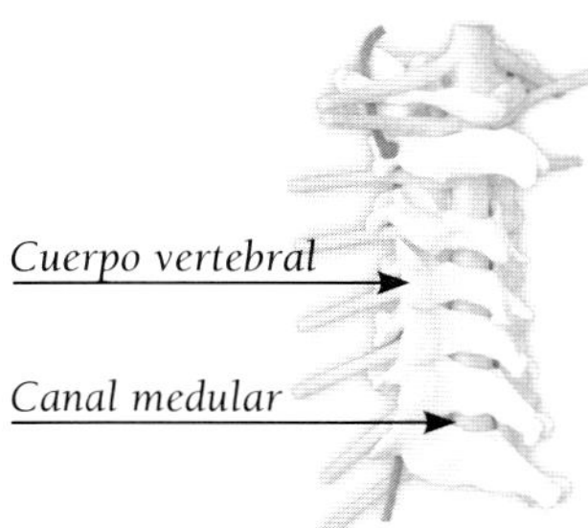

***Foto 3)** Vista posterior de las vértebras cervicales mostrando los orificios que forman el canal medular*

Las vértebras están separadas por cartílagos especiales, llamados discos. Los discos están ubicados entre los cuerpos vertebrales, directamente enfrente de la médula espinal (Foto 2). Cada disco está compuesto por un centro blando semifluido, llamado núcleo, que está rodeado y sostenido por un anillo cartilaginoso, denominado anillo fibroso o ligamento anular. Los discos son similares a un globo con agua y actúan como amortiguadores de golpes. Son capaces de alterar su forma, lo que permite que una vértebra se mueva sobre la otra y así se genere el movimiento en conjunto de todo el cuello.

Las investigaciones han demostrado que el disco consiste en un cartílago fuerte que a temprana edad desarrolla splits (llamadas fisuras). Estas fisuras permiten que los fragmentos o materiales sueltos dentro del disco sean desplazados hacia la parte posterior de la articulación donde pueden quedar atrapados y producir dolor.

Las vértebras y los discos están unidos por una serie de articulaciones que, en conjunto, forman la columna cervical, el cuello. Cada articulación del cuello está sujetada una a la otra por los tejidos blandos que se encuentran alrededor, como por ejemplo, la cápsula articular reforzada con los ligamentos. Cada músculo del cuello se apoya sobre una o más articulaciones de la columna cervical y se extiende hasta la cabeza y el tronco (tórax). En ambos extremos, cada músculo cambia su estructura y se transforma en un tendón por el cual se adhieren a diferentes huesos. Cuando el músculo se contrae, produce un movimiento en una o varias articulaciones.

Entre cada dos vértebras se forma, a cada lado, un orificio por el cual los nervios dejan el canal medular, formando los nervios espinales derecho e izquierdo (Foto 2). Entre otras funciones, los nervios espinales proveen de energía a nuestros músculos y de sensibilidad a nuestra piel. Los nervios son realmente parte de nuestro sistema de alarma: el dolor es nuestra señal de advertencia, nos avisa que una estructura está a punto de dañarse o ha sufrido un daño.

Funciones de la columna vertebral

Por encima de este grupo de huesos, se encuentra la cabeza, que contiene a nuestra computadora (conmutador), el cerebro, y a los receptores sensitivos asociados con la visión, la audición, el olfato y el gusto. Todos juntos, las vértebras, los discos y la cabeza forman una serie de articulaciones flexibles que le permiten a la cabeza girar casi unos 180 grados de lado a lado, mirar hacia arriba y abajo e inclinarse de un lado hacia el otro. Además, la cabeza puede adoptar diversas posiciones como resultado de la combinación de estos movimientos.

La función principal de la columna cervical es darle soporte a la cabeza, permitirle moverse en todas las direcciones, ajustar su posición para ayudar al trabajo de los receptores sensitivos y brindar protección a todos los nervios que se extienden desde el cerebro hasta el sacro, donde termina la columna.

El cuello tiene una gran flexibilidad debido al diseño estructural de sus articulaciones, particularmente entre las vértebras superiores y la cabeza. Su flexibilidad es aún mayor debido a que no hay estructuras óseas sujetas a la columna en esta área. Por eso el cuello puede moverse más libremente que el resto de la columna, donde los movimientos están restringidos o limitados por la caja torácica o por la pelvis. Por el contrario, debido a que el cuello no está rodeado ni protegido por otras estructuras, es también más vulnerable que el resto de la columna cuando es sometido a tensiones. Su gran flexibilidad, tan beneficiosa y necesaria para todas las actividades diarias, es también la causa de muchos de nuestros problemas. La gran variedad de movimientos del cuello lo exponen al mismo tiempo a un alto grado de tensiones y estrés.

Postura natural

La vista de perfil del cuerpo humano (Foto 4) muestra que hay una pequeña curva invertida en el cuello, justo por encima de los hombros. Este hueco se denomina lordosis cervical. Nuestro entendimiento acerca de la función de esta curvatura de la columna cervical es una característica principal de este libro.

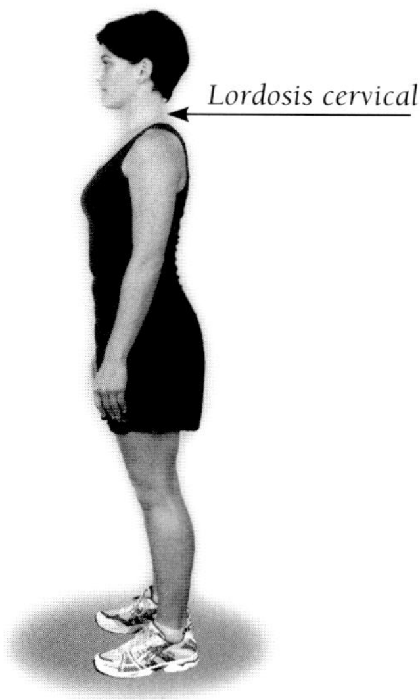

Foto 4) *Vista de perfil del cuerpo humano, postura correcta*

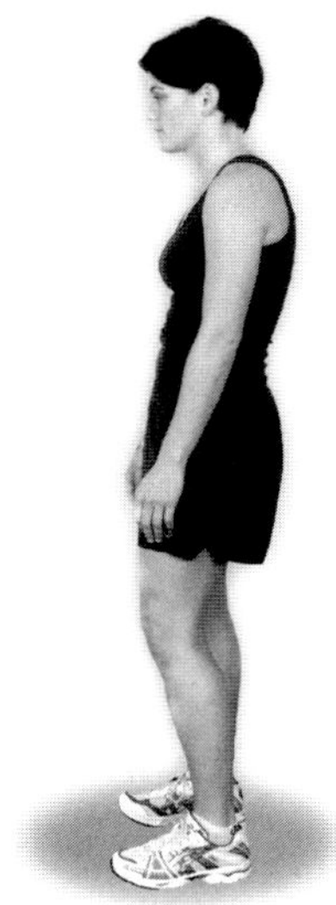

Foto 5) *Postura incorrecta*

Cuando estamos de pie, la cabeza debe sostenerse justo por encima de la línea de los hombros, formando una pequeña y visible lordosis cervical (Foto 4). Debido a un descuido o a una negligencia postural, las personas sostienen o posicionan su cabeza por delante del cuerpo, con el mentón hacia delante (Foto 5).

De esta manera, la lordosis cervical está alterada y distorsionada en cuanto a su estructura. En esta posición, las articulaciones de la columna cervical baja están relativamente inclinadas hacia delante o flexionadas, mientras que aquellas que se encuentran entre la parte superior del cuello y la cabeza se encuentran inclinadas hacia atrás o extendidas. Esta posición se denomina cabeza protruida (Foto 5). Si esta postura se mantiene por un tiempo prolongado, pueden generarse problemas en el cuello.

Dolor mecánico

El dolor de origen mecánico se produce cuando la articulación que se encuentra entre dos huesos ha sido posicionada en una postura que sobreelonga los ligamentos y tejidos blandos que se encuentran alrededor. Esta es una verdad acerca del dolor mecánico, que se da en cualquier articulación del cuerpo humano, incluso en la columna cervical. El siguiente ejemplo le ayudará a comprender con qué facilidad puede producirse un dolor mecánico:

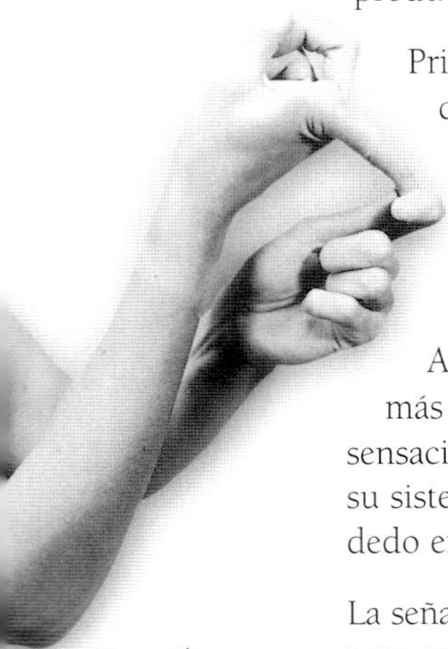

Foto 6) Doble el dedo hacia atrás hasta que sienta el estiramiento.

Primero, doble un dedo hacia atrás hasta que sienta el estiramiento, como muestra la Foto 6. Si mantiene el dedo en esta posición, su sensación inicial será solo una pequeña molestia, pero a medida que el tiempo pase, eventualmente puede producirse dolor. En algunos casos, la aparición del dolor por un sobreestiramiento puede tomar una hora.

Ahora vuelva a hacer lo mismo, pero esta vez siga doblando el dedo más allá del punto donde antes sintió el estiramiento hasta llegar a la sensación inmediata de dolor. Usted ha realizado un sobreestiramiento y su sistema de alarma de dolor le avisó que si continuaba moviendo su dedo en esa dirección, causaría un daño.

La señal de alarma de dolor le avisa que deje de sobreelongar (sobreestirar) para evitar un daño, y cuando usted para, el dolor desaparece inmediatamente. No ha ocurrido ningún daño y el dolor desapareció. Este tipo de estiramiento de poca duración sirve para mostrarle cómo reproducir un dolor de origen mecánico, no le ocasionará ningún problema duradero.

Si usted no obedece la señal de alarma y mantiene el dedo en la posición de sobreestiramiento, los ligamentos y los tejidos que rodean la articulación pueden eventualmente lesionarse o romperse. Esta lesión producirá un dolor que persistirá aunque usted detenga el sobreestiramiento. El dolor será menos intenso pero continuará, aunque usted deje descansar el dedo. El dolor aumentará con los movimientos realizados en las direcciones incorrectas y no desaparecerá hasta que se produzca la curación o cicatrización. El proceso de cicatrización o curación puede tomar algunos días, pero llevará más tiempo si cada día usted continúa con el sobreestiramiento de su dedo. Lo mismo sucede cuando usted sobreestira los ligamentos de las articulaciones de su cuello.

Dolor mecánico de cuello

En la columna, los tejidos que rodean las articulaciones entre las vértebras (en particular los ligamentos) también son responsables de contener a los discos que separan las vértebras. Estos tejidos mantienen a los discos en compartimientos cerrados y los ayudan a generar mecanismos de absorción de choques. El dolor mecánico del cuello puede ser producido por el *sobreestiramiento* de estos tejidos.

Sobreestiramiento

Los ligamentos y otros tejidos que mantienen las vértebras juntas pueden ser sobreestirados sin que se genere ninguna lesión. Un sobreestiramiento puede ser producido por una fuerza externa que genera un brusco y severo estiramiento del cuello, como por ejemplo, un accidente o un deporte de contacto. Este tipo de tensión no es fácil de evitar, ya que ocurre de forma inesperada. Frecuentemente, el sobreestiramiento es causado por tensión postural, la cual produce una tensión menor en el cuello pero por un lapso prolongado. Somos nosotros los que permitimos que se produzca este tipo de tensión en nuestro cuello y podemos solucionarlo modificando nuestra postura. Aquí reside nuestra mayor responsabilidad respecto del autotratamiento y la prevención del dolor de cuello.

Tejido dañado

Las complicaciones aparecen cuando el sobreestiramiento de los tejidos blandos lleva a una *lesión del tejido*.

En general, se cree que el dolor del cuello es causado por la tensión muscular. Este no es el caso. Los músculos, que son la fuente del movimiento, pueden ser sobreestirados pero suelen cicatrizar rápidamente y rara vez producen un dolor que dure una semana o más. Sin embargo, los tejidos que se encuentran por debajo de los músculos, conteniendo y dando soporte a las articulaciones de la columna, como por ejemplo, la cápsula articular y los ligamentos, pueden lesionarse fácilmente por un sobreestiramiento; de hecho, se lesionan mucho antes que los músculos, por eso el problema reside en la articulación afectada. Cuando los tejidos se curan, forman un tejido cicatrizal. El tejido cicatrizal es menos elástico y tiende a acortarse en mayor medida que el tejido que se encuentra a su alrededor. Si se producen acortamientos, es posible que los movimientos normales estiren la cicatriz y generen dolor. A menos que se realicen los ejercicios apropiados para recuperar la flexibilidad normal, el tejido curado puede producir una continua causa de dolor de cabeza y de cuello.

Disco protruido

Otro tipo de complicaciones surgen cuando los ligamentos que se encuentran alrededor del disco se lesionan a tal punto que el disco pierde su capacidad para absorber presiones y la pared externa del disco se debilita. Esto permite que el interior acuoso del disco presione hacia fuera o se desplace hacia atrás y, en casos extremos, explote a través del ligamento, causando un dolor severo. Cuando el disco se protruye lo suficiente, puede presionar un nervio de forma dolorosa. Esto puede producir dolores que incluso se sienten en una zona lejana de la fuente del problema, por ejemplo, en el brazo y en la mano.

Si el interior acuoso del disco protruye excesivamente, el disco se distorsionará o desalineará severamente. Esto provocará que la vértebra se incline de manera inadecuada durante el movimiento. En este caso, algunos movimientos estarán bloqueados, parcial o completamente, y forzar cualquier movimiento podría causar un dolor severo. Por esta razón, a algunas personas les resulta imposible sostener la cabeza en una posición alineada.

Si usted ha sentido un dolor repentino de cuello y luego le resultó difícil mover la cabeza de manera normal, es probable que tenga un problema de disco. Esto NO significa que deba alarmarse. Los movimientos descriptos en este libro fueron cuidadosamente diseñados para disminuir este tipo de problemas.

Localización del dolor

La localización del dolor causado por problemas del cuello varía de una persona a otra:

En el **primer episodio**, el dolor generalmente es percibido:

- en o cerca de la base del cuello, en el centro (Figura 1), o
- solamente a un lado (Figura 2)

En general, estos dolores desaparecen en unos días.

En **episodios posteriores** el dolor quizás:

- Se extienda hacia ambos hombros (Figura 3)
- Hacia la parte superior de un hombro o hacia el omóplato (Figura 4), y
- más tarde por la parte externa del brazo hasta el codo (Figura 5), o
- podría extenderse por debajo del codo hacia la muñeca y/o la mano, y puede llegar a sentirse adormecimiento, pinchazos y cosquilleos en los dedos (Figura 6)

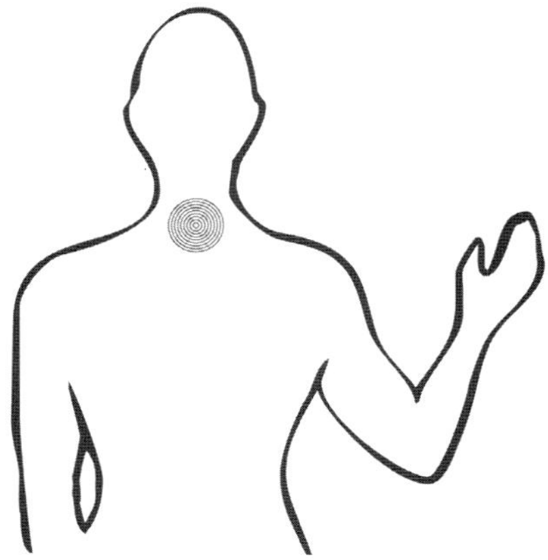

Figura 1

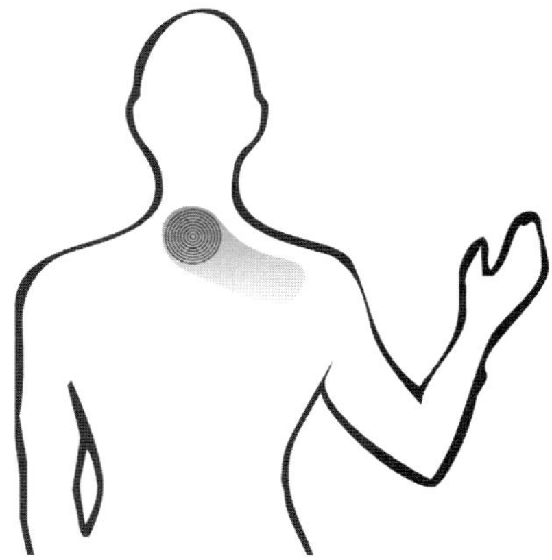

Figura 2

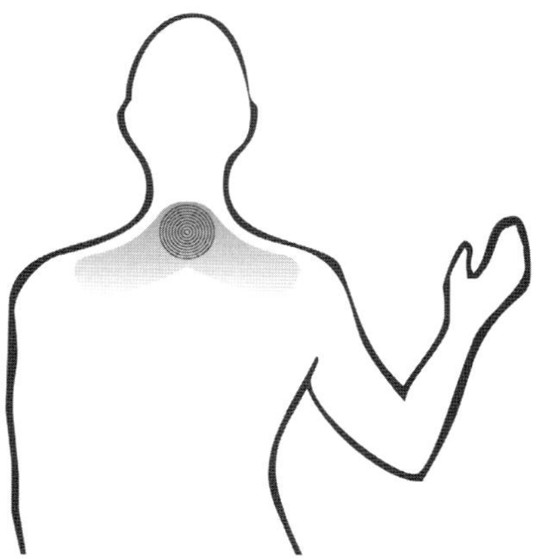

Figura 3

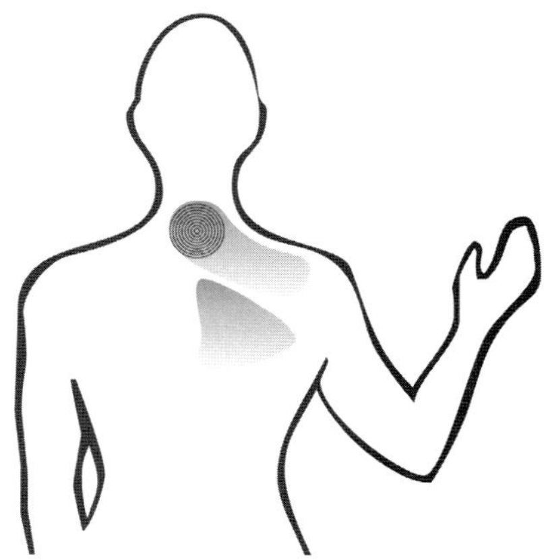

Figura 4

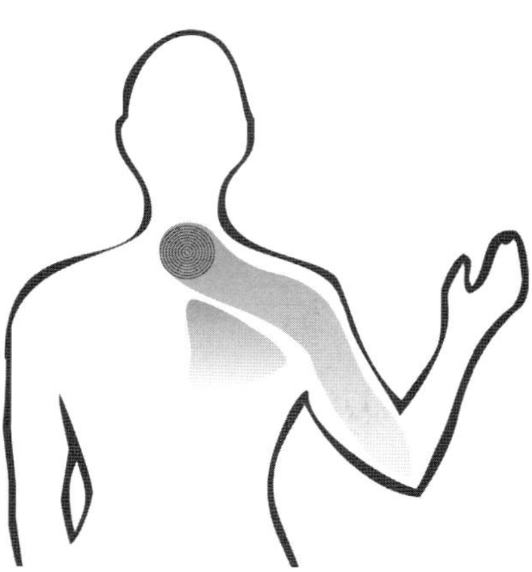

Figura 5

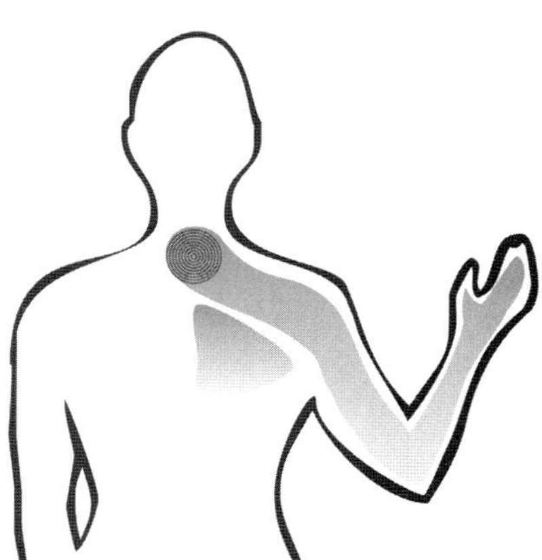

Figura 6

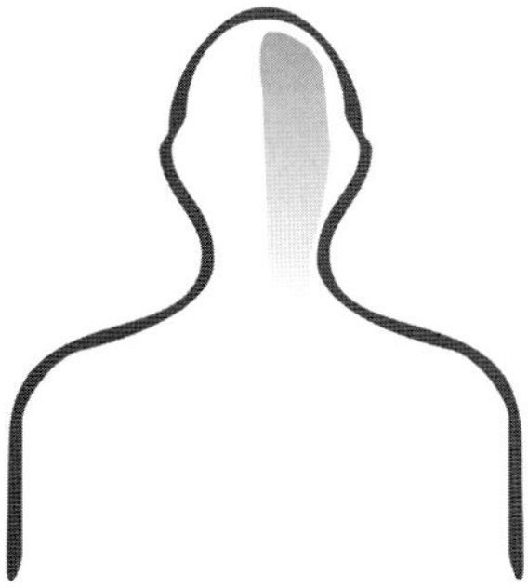

Figura 7

Algunas personas tienen **dolor de cabeza** como resultado de problemas de cuello. En general, el dolor de cabeza se siente:

- en la parte superior del cuello, en la base y por detrás de la cabeza, a uno o ambos lados de la cabeza (Figura 7), o
- extendiéndose por la base y por detrás de la cabeza (Figura 8, *dolor occipital de cabeza*), o
- extendiéndose por detrás de la cabeza, por encima o por detrás de los ojos en uno o en ambos lados (Figura 9, *dolor total de cabeza*), o
- extendiéndose hacia la frente y percibido con frecuencia detrás de los ojos (Figura 10, *dolor frontal de cabeza*) o,
- extendiéndose alrededor de la cabeza, mayormente descripto por el paciente como la sensación de tener una "banda elástica ajustada" sobre la cabeza (Figura 11, *dolor de cabeza circunferencial*).

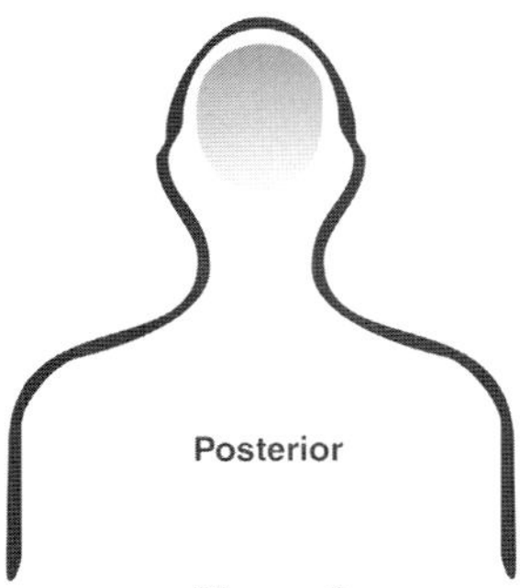

Figura 8

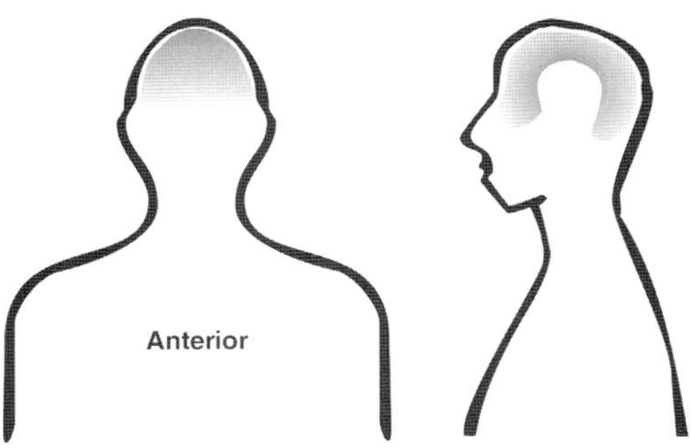

Figura 9

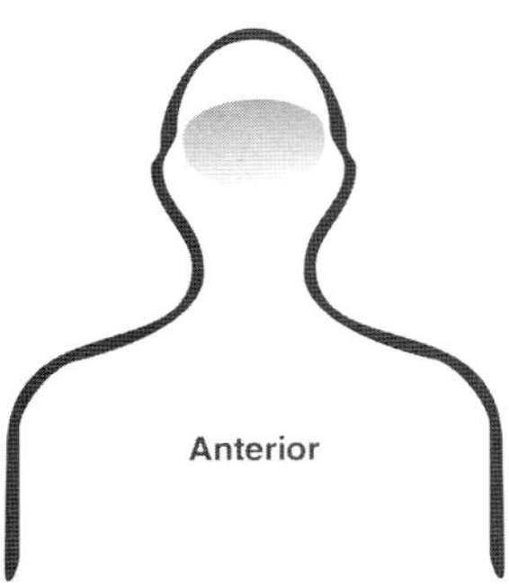

Figura 10

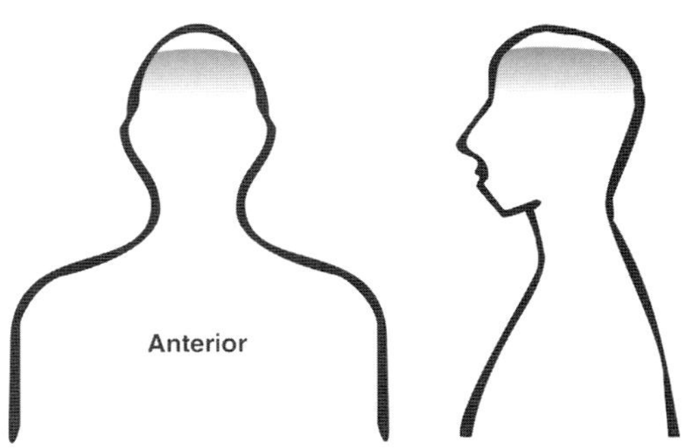

Figura 11

Causas Comunes del Dolor de Cuello

Tensión Postural

El dolor más común de cuello es causado por un sobreestiramiento de los ligamentos que lo rodean, debido a la adopción de posturas que generan tensión postural en la columna. Esto se debe generalmente a que permanecemos sentados por períodos prolongados en una mala postura (Foto 7), al acostarnos o al dormir con la cabeza en una mala posición (Foto 8 y 9) y al trabajar en posiciones que generan tensiones en la columna (Foto 10). Al observar cuidadosamente estas fotos, usted se dará cuenta de que la lordosis cervical ha desaparecido.

De todas estas tensiones posturales, la mala posición sentada, con la cabeza protruida o hacia delante, es lejos la más responsable. La adopción de una mala postura es suficiente para producir un dolor de cuello que puede empeorar y persistir en el tiempo, a menos que corrijamos la postura.

El objetivo de este capítulo es explicarle que el dolor de origen postural puede prevenirse si se evita el sobreestiramiento prolongado de los ligamentos. Cuando aparezca un dolor de cuello, usted mismo podrá eliminarlo realizando ciertos movimientos, o sea, aprenderá cómo eliminar usted mismo el dolor de origen postural.

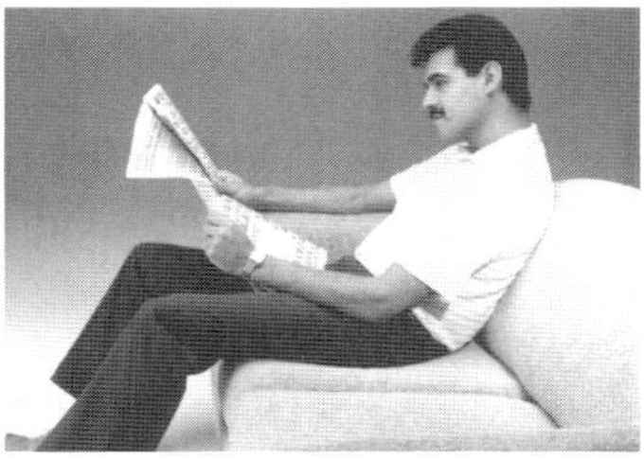

Foto 7) *Mala posición sentada*

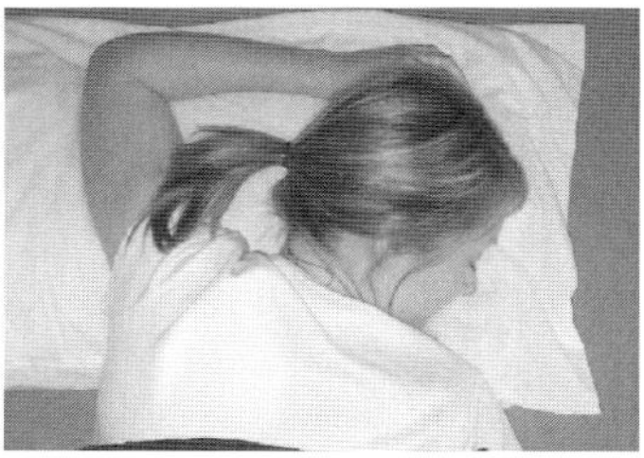

Foto 8) *Mala posición al dormir*

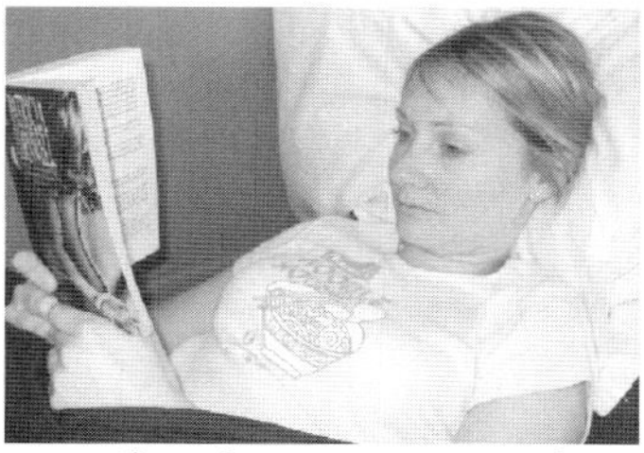

Foto 9) *Mala posición acostado*

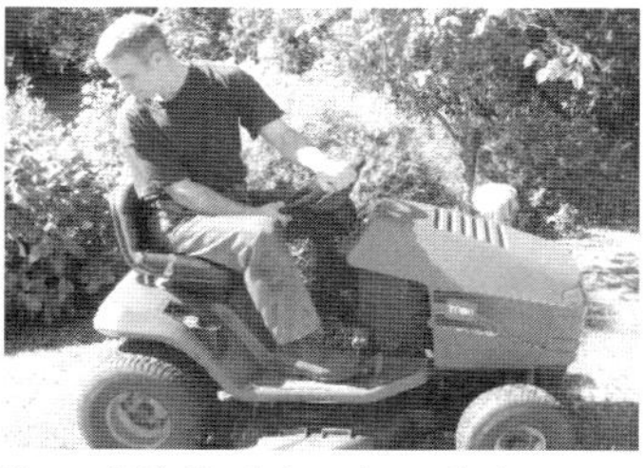

Foto 10) *Posición de trabajo en tensión*

Qué ocurre cuando descuida su postura

Lamentablemente, la mayoría de nosotros pasamos muchas horas de nuestro trabajo y tiempo libre con la cabeza protruida, con la cabeza hacia delante, de modo que perdemos completamente la lordosis cervical. Por el contrario, nunca o casi nunca la recuperamos e intentamos realizar una lordosis cervical máxima. Si usted disminuye la lordosis cervical por períodos prolongados y nunca la recupera, con el tiempo irá perdiendo la habilidad de volver a producir esa curvatura en su cuello.

Algunas personas que habitualmente adoptan malas posturas al estar sentadas y permanecen en ellas sin ser conscientes del factor causante del dolor de cuello, experimentaran dolor de cuello durante toda su vida y esto se debe simplemente a que no tuvieron la oportunidad de recibir la información apropiada para corregir esos errores posturales.

Cuando el dolor postural es percibido por primera vez, es fácil eliminarlo, simplemente corrigiendo la postura. Sin embargo, a medida que el tiempo pasa, si los malos hábitos posturales no se corrigen, provocarán cambios en las estructuras y formas de las articulaciones que, con el uso excesivo, perderán elasticidad y esto favorecerá su envejecimiento prematuro. Los efectos de permanecer en malas posturas por períodos prolongados pueden ser tan graves y dañinos como los efectos de una herida.

Sentado por períodos prolongados

Al movernos, especialmente cuando caminamos rápido, adoptamos una postura de pie razonable. La cabeza está retraída y colocada directamente sobre la columna y, como consecuencia, recibe el máximo de soporte. Cuando nos sentamos relajados en una silla (Foto 11), la cabeza y el cuello lentamente se deslizan hacia delante debido a que los músculos que los sostienen se debilitan o se fatigan. Cuando los músculos se cansan o fatigan, nos relajamos y así perdemos el principal soporte para adoptar una buena postura. El resultado es la posición sentada con la cabeza protruida (Foto 12). Esta postura la podemos observar cotidianamente a nuestro alrededor. No es habitual durante la infancia, pero la desarrollamos a partir de la adolescencia. Es que en realidad no hemos sido diseñados para permanecer sentados seis a ocho horas diarias, durante seis días a la semana.

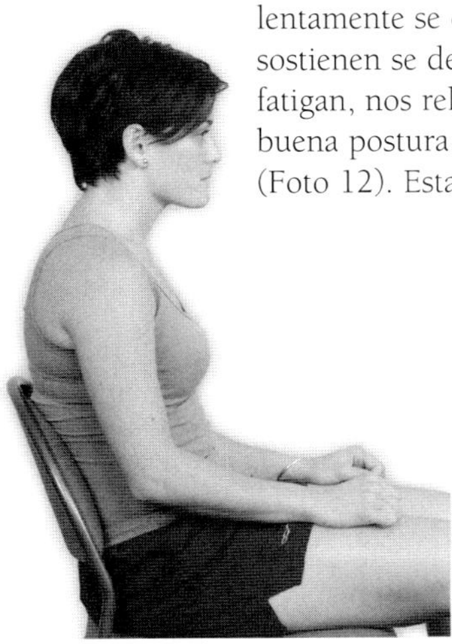

Foto 11)
Mala postura sentada

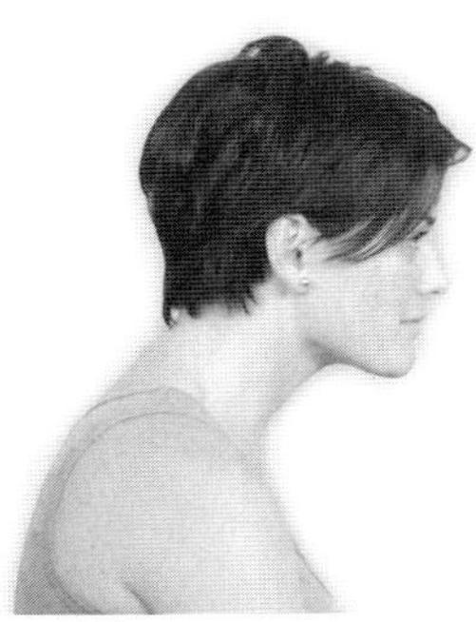

Foto 12)
Posición con la cabeza protruida

Cuando la posición con la cabeza hacia delante (protruida) es mantenida el tiempo suficiente, esta causará un sobreestiramiento de los ligamentos. Por lo tanto, el dolor solamente aparecerá en ciertas posiciones. Una vez que la posición con la cabeza hacia delante (protruida) se ha convertido en un hábito y es mantenida la mayor parte del tiempo, puede generar una distorsión de los discos que se encuentran en las articulaciones de la columna. En este estadio, tanto los movimientos como las posiciones producirán dolor. Los problemas de cuello causados de esta manera son la consecuencia de la negligencia o falta de cuidado en la postura. Una mala postura de cuello no es la única causante del dolor. Sin embargo, es una de las principales causas y factores que hacen que el dolor persista.

Al estar sentado, la posición de la columna lumbar influye significativamente en la posición del cuello. Si permitimos que la columna lumbar se relaje, se doble y se encorve, será imposible sentarnos con la cabeza y el cuello bien derechos. Usted puede comprobarlo fácilmente. Al permanecer sentados en una posición en particular por algunos minutos, nuestro cuerpo se relaja y terminamos sentándonos encorvados, con la columna lumbar encorvada y con la cabeza y el cuello hacia delante (protruidos). Para la mayoría de la gente, permanecer sentado por períodos prolongados deriva en malas posturas.

Factores ambientales

El diseño de los asientos del transporte público y los vehículos particulares no hacen más que favorecer nuestros malos hábitos posturales. Si bien la mayoría de los asientos tienen algún grado de apoyo lumbar, en muy pocos casos las sillas y los asientos actuales brindan un apoyo adecuado para la columna lumbar y cervical, a menos que realicemos un esfuerzo conciente para sentarnos correctamente, estamos forzados a sentarnos de forma incorrecta. Para el cuello, sería ideal que el respaldo de la silla o del asiento fuera lo suficientemente alto como para poder relajar nuestra cabeza contra él, pero este tipo de respaldo, lamentablemente, no es muy frecuente. Una excepción son los asientos diseñados para la mayoría de las compañías aéreas, pero presentan la desventaja de que el soporte generalmente empuja la cabeza y el cuello hacia delante a la posición de protrusión, la cual causa nuestro problema. Cuando viajamos en auto, tren, ómnibus o avión, estamos obligados a sentarnos en la posición indicada por el asiento. Generalmente, en malas condiciones climáticas, el conductor del auto, del ómnibus o del camión debe protruir el cuello y la cabeza para poder observar a través del parabrisas.

En el diseño de muebles para el hogar no se han implementado las mismas mejoras que actualmente se aplican en el diseño de muebles de oficina o de uso comercial. A menos que su silla o asiento de descanso sea excepcional, usted no tendrá un apoyo suficiente para su columna lumbar y cervical, por lo tanto, continuará aplicando tensión en estas áreas mientras esté descansando. Si su dolor de cuello empeora después de leer o mirar televisión, es poco probable que la culpa sea del contenido del libro, del periódico o el programa de televisión. La causante del dolor es la postura que usted adoptó y ésta dependerá del tipo de silla o asiento que utilice.

A pesar de que el diseño inadecuado de los muebles contribuye al desarrollo de problemas de cuello, nosotros también somos responsables de la manera en que usamos estos muebles. Si no sabemos cómo sentarnos correctamente, aunque tengamos la mejor silla o el mejor asiento, éste no evitará que nos encorvemos. Por el contrario, una vez que hayamos aprendido a sentarnos correctamente, los asientos o sillas con diseños inadecuados no afectarán significativamente nuestra postura.

Cómo manejar situaciones que requieran estar sentado por períodos prolongados

Con el objetivo de prevenir el dolor de cuello al permanecer sentado en una mala posición por períodos prolongados, es necesario:

1. sentarse correctamente, e
2. interrumpir la posición de la cabeza protruida o la posición del cuello en flexión (inclinada hacia delante) durante intervalos regulares.

Para tratar el dolor de cuello causado por una mala postura, puede ser necesario, además de la corrección postural, realizar otros ejercicios. En este capítulo solo se describen los ejercicios necesarios para disminuir la tensión postural y lograr la corrección postural. Los ejercicios para disminuir el dolor y aumentar la función se describen en los capítulos 5 y 6.

Corrección de la postura sentada

Usted quizás tenga el hábito de sentarse encorvado, debido a que lo ha hecho durante muchos años sin experimentar dolor de cuello o dolor de hombros, pero una vez que el problema de cuello se ha instalado, ya no debe sentarse en esta forma, porque esta posición perpetuará el sobreestiramiento mencionado anteriormente.

Si usted está sentado encorvado, con su columna lumbar redondeada, no podrá corregir la posición de su cuello (Foto 13). Por eso primero debe corregir la posición de su columna lumbar. En mi otro libro, *Trate Usted Mismo su Espalda*, se describe cómo adoptar y mantener la posición correcta de la columna lumbar al estar sentado. Sin embargo, usted debe tomar plena conciencia de lo siguiente:

Para sentarse correctamente (Foto 14) usted debe *mantener* la lordosis lumbar, la cual está presente naturalmente en la posición de pie. Para mantener su lordosis lumbar al estar sentado, es útil usar un rodillo lumbar, especialmente diseñado para darle el correcto soporte a su columna lumbar (Fotos 15 y 16). El rodillo debe estar hecho de goma espuma y debe tener un diámetro no mayor a 5-6 pulgadas antes de ser comprimido. Sin este soporte, su columna lumbar se encorvará y su cabeza se inclinará hacia delante, a la posición de protrusión, en cuanto se relaje o se concentre en otra cosa que no sea su postura. Por ejemplo: cuando esté hablando, leyendo, escribiendo, trabajando con su computadora (ordenador), mirando televisión o manejando su auto. Para contrarrestar la posición encorvada, coloque un rodillo lumbar en su cintura (columna lumbar), cerca de la línea del cinturón, cada vez que se siente, ya sea en una silla, en el auto o en su oficina (Fotos 17-22).

Los Rodillos Originales McKenzie® están disponibles a través de OPTP, como puede verse en el dorso del libro. Los ingresos obtenidos de los derechos de autor por la venta de los Rodillos Originales McKenzie® han sido y serán donados para realizar investigaciones destinadas a mejorar los métodos de tratamiento de los problemas músculo-esqueléticos y para proporcionar información y educación relevante a los profesionales de la salud.

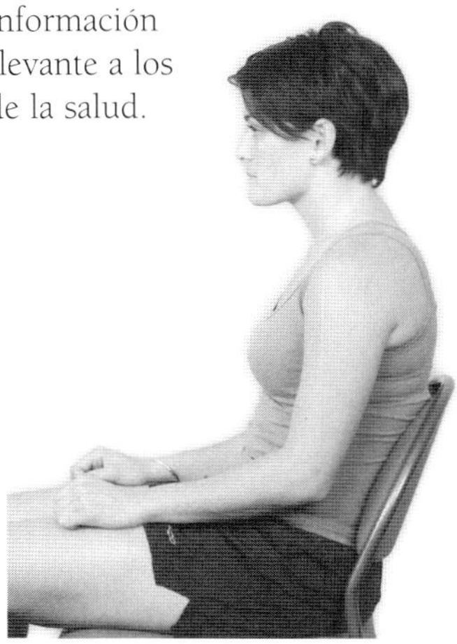

Foto 13) *Posición incorrecta del cuello: Es el resultado de un soporte lumbar inadecuado*

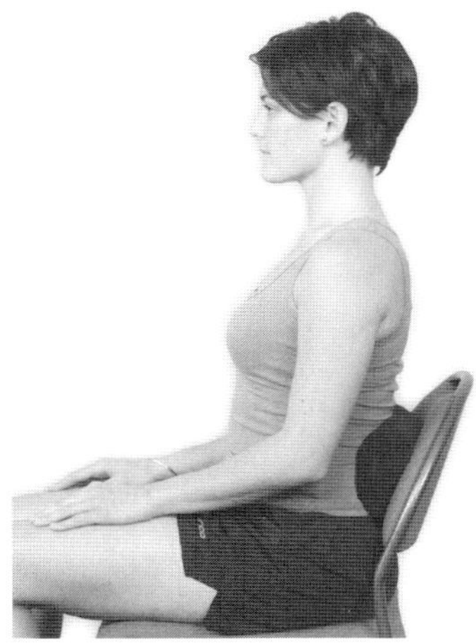

Foto 14) *Posición correcta del cuello: Es posible gracias al soporte lumbar*

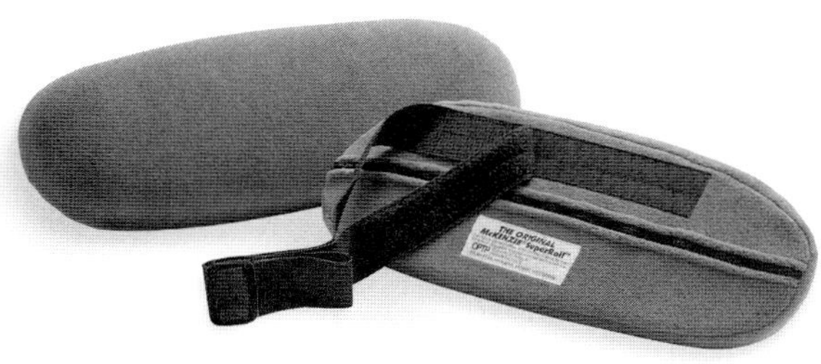

Foto 15) *El Rodillo Super Original McKenzie® (SuperRoll™)*

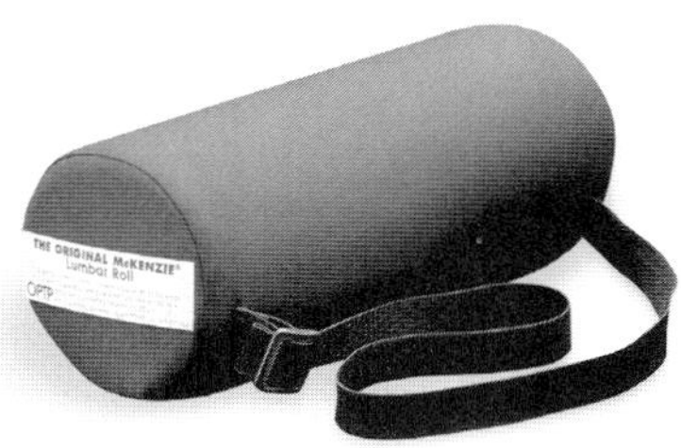

Foto 16) *El Rodillo Lumbar Original McKenzie®*

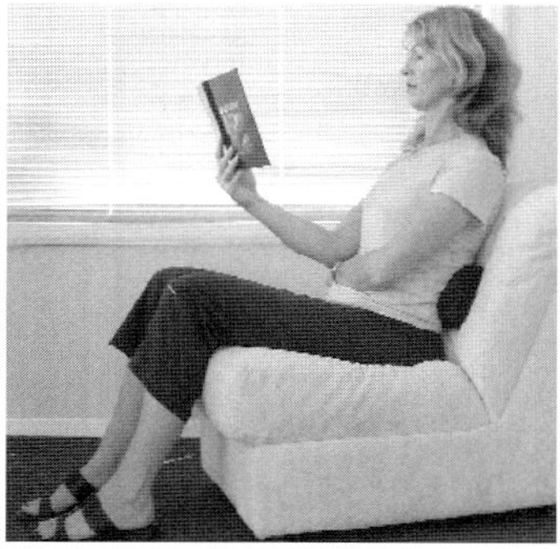

Foto 17) *Correcta*

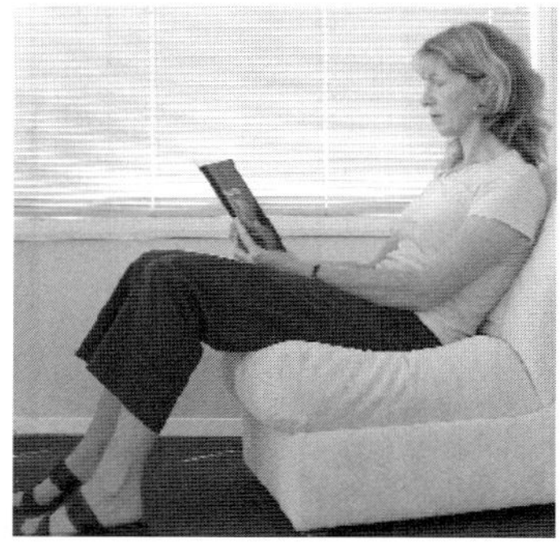

Foto 18) *Incorrecta*

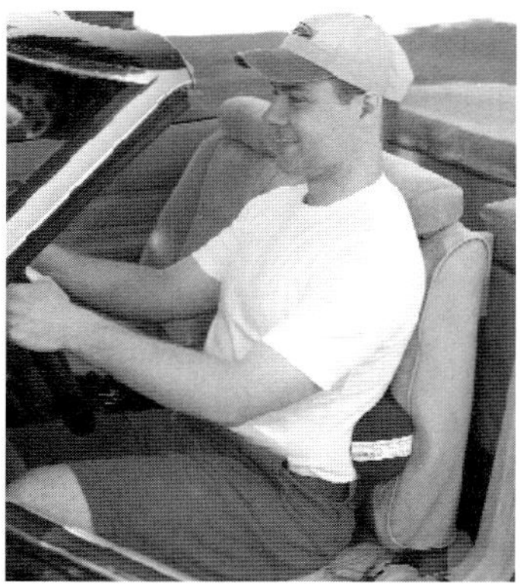

Foto 19) *Correcta*

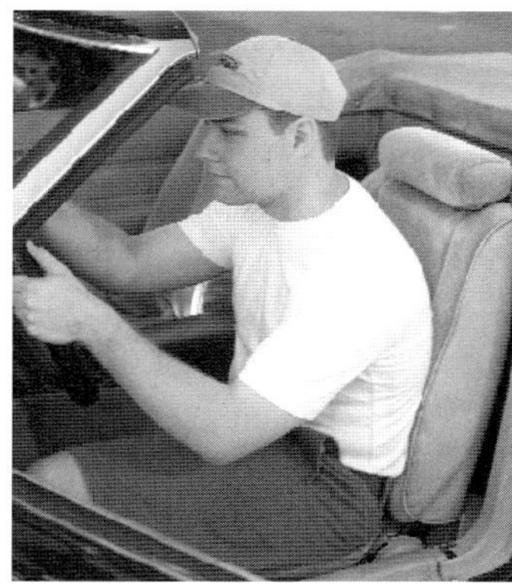

Foto 20) *Incorrecta*

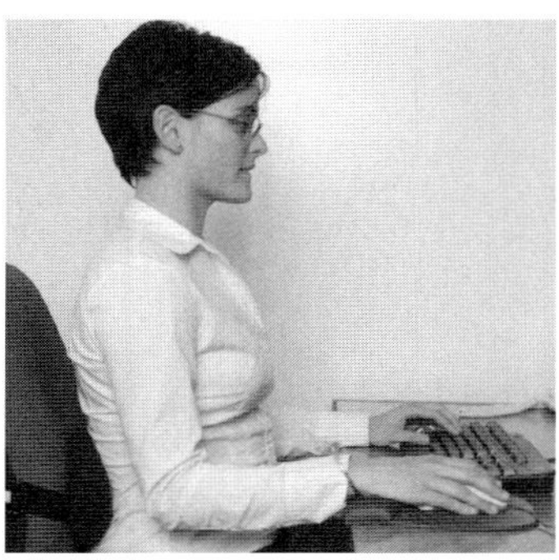

Foto 21) *Correcta*

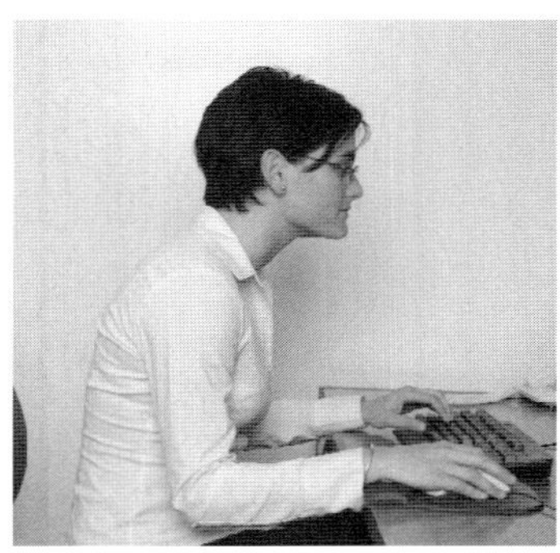

Foto 22) *Incorrecta*

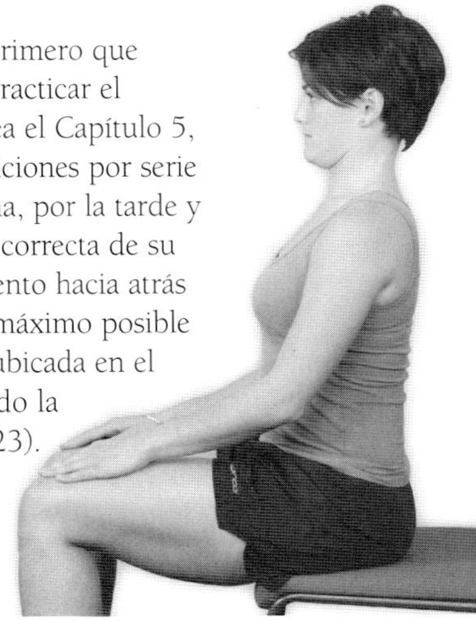

Para corregir la posición del cuello cuando está sentado, lo primero que debe aprender es a retraer la cabeza. Por eso es importante practicar el *Ejercicio* 1: Retracción de la cabeza en la posición sentada (vea el Capítulo 5, página 29). Este ejercicio debe realizarse entre 15 a 20 repeticiones por serie y repetirse unas 3 series por día, preferentemente a la mañana, por la tarde y a la noche. Este ejercicio le enseñará a reconocer la posición correcta de su cabeza en relación con el resto del cuerpo. Cada desplazamiento hacia atrás que realice con la cabeza debe hacerlo hasta lograr el rango máximo posible de movimiento. Cuando la cabeza se encuentra hacia atrás, ubicada en el rango máximo posible de desplazamiento, usted ha adoptado la posición llamada: posición de la cabeza en retracción (Foto 23).

En esta posición se logra la máxima corrección de la cabeza y del cuello.

Foto 23) *Posición de la cabeza en retracción.*

Posición de la cabeza en retracción

Ya aprendió a retraer la cabeza. Ahora debe aprender cómo lograr y mantener la posición correcta del cuello y de la cabeza. El extremo o límite de la posición de la cabeza en retracción es una posición de tensión y no es posible sentarse de esta manera por un período prolongado. Para sentarse de una manera confortable y correcta, debe mantener su cabeza en una posición cercana al límite o al extremo de la posición de máxima retracción de la cabeza. Para encontrar esta posición, primero realice el movimiento de retracción tanto como le sea posible, una vez que haya llegado al máximo del movimiento (Foto 23), relaje un 10% del movimiento (Foto 24). En esta posición usted ha alcanzado la postura correcta de su cuello y su cabeza, los cuales pueden ser sostenidos por mayor tiempo. Es probable que le lleve unos ocho días dominar este ejercicio.

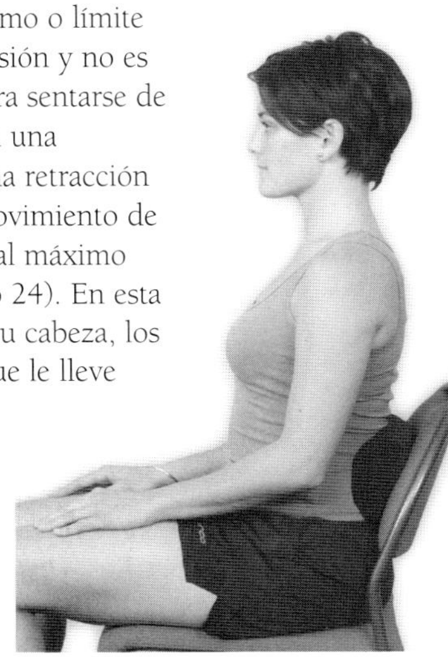

Foto 24) *Correcta posición de la cabeza.*

El primer objetivo es recuperar la postura correcta y luego, poder mantenerla. Como regla general, el dolor disminuirá a medida que la postura de la cabeza y del cuello mejore, y no tendrá más dolor si mantiene la postura correcta. Durante las primeras semanas, el dolor volverá fácilmente si usted permite que su espalda se encorve cuando está sentado. Con el tiempo, usted dejará de sentir dolor aunque haya olvidado su postura, sin embargo, nunca vuelva a permitir que su espalda se encorve, con la cabeza hacia delante en la posición de protrusión cuando deba permanecer sentado por períodos prolongados. Tan pronto desaparezca el dolor por algunos días, usted podrá retomar sus actividades normales. A partir de ahora, usted podrá prevenir futuros problemas de cuello si sigue las indicaciones de este libro.

Cuando comience a realizar los ejercicios para corregir su postura sentada, es posible que experimente algunos dolores nuevos, que son diferentes de su dolor original y que pueden ser percibidos en otros lugares. Estos dolores nuevos son el resultado de haber realizado nuevos ejercicios y de haber adoptado nuevas posiciones. Es esperable que esto suceda y en unos días desaparecerán mientras continúe realizando correcciones posturales de forma regular.

Tan pronto se habitúe a sentarse correctamente, lo disfrutará. Pronto notará que el dolor disminuye o desaparece, y experimentará una mayor sensación de bienestar. A partir de este momento, automáticamente comenzará a buscar asientos que le permitan sentarse correctamente.

Cuando se siente por períodos prolongados, debe hacerlo correctamente, con un rodillo lumbar como apoyo de la columna y con la cabeza en la posición de retracción.

Interrupciones regulares debido a inclinar el cuello por períodos prolongados

Si usted permanece por períodos prolongados en la posición sentada (por ejemplo tejiendo, leyendo o realizando tareas de escritorio) es probable que se olvide de mantener la posición correcta. Gradualmente irá adoptando una postura con la cabeza en la posición de protrusión, en donde la cabeza y el cuello se inclinan hacia delante. Con el objetivo de contrarrestar esto, debe interrumpir esta posición y corregir la postura de su cuello, elongando la cabeza y el cuello hacia atrás, como se describe en el *Ejercicio 2: extensión del cuello en la posición sentada* (para una descripción completa, vea el Capítulo 5, página 30). Esto disminuirá la presión sobre el disco y sobre los tejidos que se encuentran a su alrededor.

Es esencial interrumpir la posición inclinada hacia delante del cuello a intervalos regulares cuando deba permanecer sentado durante períodos prolongados. Por ejemplo, esto puede lograrse realizando retracción y extensión con la cabeza, entre cinco y seis repeticiones cada hora.

Acostado y descansando

La causa más frecuente de dolor de cuello es la tensión postural producida por la posición al dormir. Si usted se despierta por la mañana con el cuello rígido y dolorido, es probable que la causa sea la superficie en donde se acuesta o la posición en la que duerme. Corregir la superficie en donde se acuesta es relativamente fácil, pero modificar la posición que adopta al dormir puede no serlo. Una vez que está dormido, generalmente usted cambia de posición, o realiza movimientos bruscos o torsiones. A menos una posición le genere tanto dolor que lo despierte, usted realmente no tiene idea de la cantidad de posiciones que adopta mientras duerme.

Corrección de la superficie donde uno duerme

Lo único que debe corregir de la superficie donde usted duerme es la almohada. Quizás deba cambiar el material con el cual está hecha, el grosor o ambos. Debe saber que la función principal de la almohada es darle apoyo al cuello y a la cabeza, por eso debe cubrir el espacio que se forma entre la cabeza y el hombro sin inclinarla o levantarla. Por el contrario, la cabeza debe descansar en una superficie hecha a medida y que pueda ajustarse fácilmente. Las almohadas comunes no permiten que la cabeza descanse en una superficie hecha a medida, tienden a aplicar una presión contraria a la posición normal que la cabeza naturalmente adoptaría. Si usted tiene este tipo de almohada, debe reemplazarla por una que tenga más plumas de ganso, que le permita ajustar su contenido fácilmente, para darle un mejor apoyo a su cabeza y a su cuello.

Las almohadas hechas de goma espuma (especialmente las almohadas cervicales elaboradas con goma espuma inteligente o goma espuma tempura) no permiten ajustar su contenido.

Si por alguna razón su almohada no le proporciona el apoyo adecuado para su cuello, debe usar un rodillo de apoyo cervical. El Rodillo Cervical Original McKenzie® (Foto 25) fue diseñado especialmente con este propósito y, al contrario de lo que sucede con las almohadas cervicales estáticas, es lo suficientemente flexible como para modificar su forma y adaptarse a su lordosis cervical.

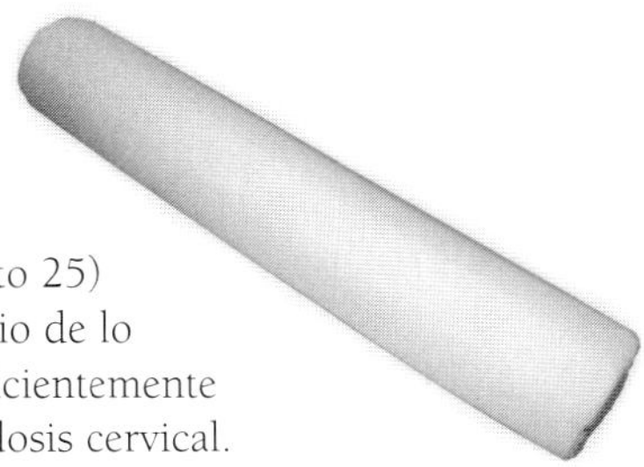

***Foto 25)** El Rodillo Cervical Original McKenzie®*

Este producto puede conseguirse a través de OPTP (para contactarse con OPTP vea el dorso del libro).

Coloque el rollo dentro de la funda de su almohada, por encima de ella y a lo largo del borde inferior (Foto 26). Todos los soportes diseñados para el cuello deben cubrir necesidades individuales y cada persona debe descubrir cuál es la posición que le resulta más confortable (Fotos 27 y 28).

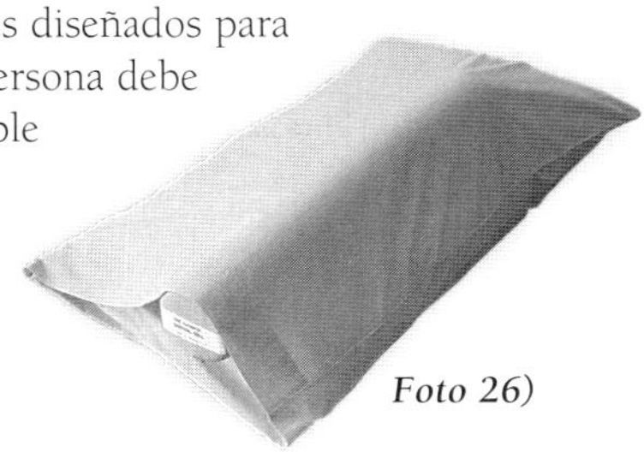

Foto 26)

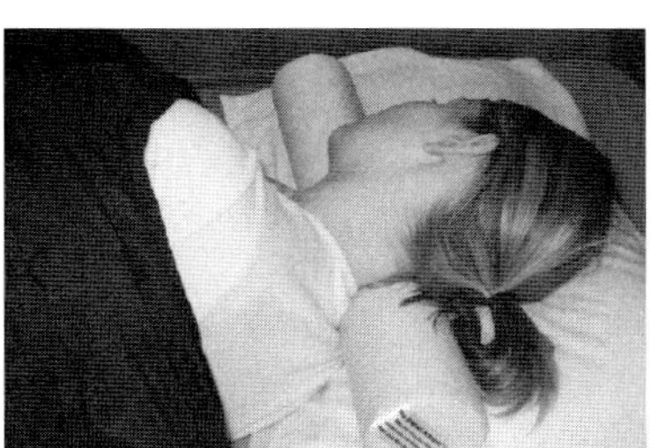

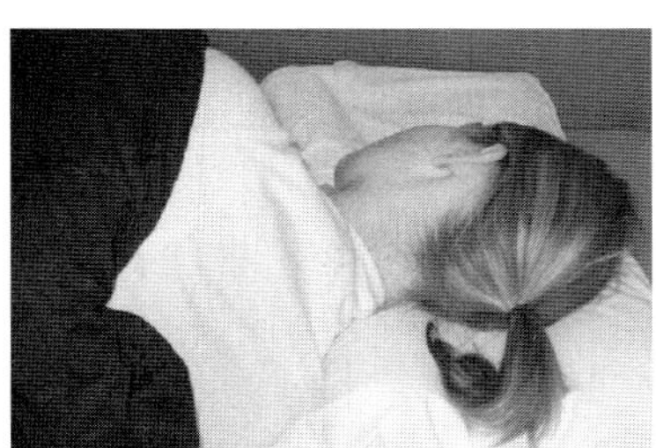

Fotos 27 y 28)

Corrección de la postura al dormir

Si se considera que la posición al dormir es la causa del problema, debe ser investigada en cada caso en particular. Hay una posición que requiere mayor atención. Hay personas a las que les gusta dormir boca abajo y frecuentemente se despiertan con dolor de cabeza o de cuello, que desaparece con el transcurso del día. A pesar de esto, aparentan no tener otro tipo de problema de cuello.

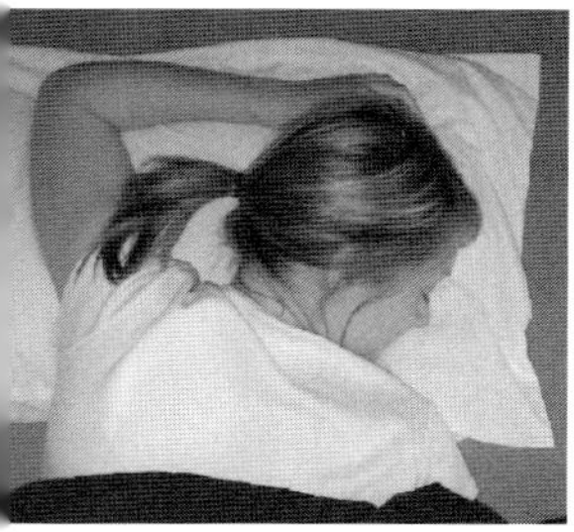

Foto 29) Esta posición al dormir genera una tensión excesiva.

Al acostarse boca abajo, habitualmente la cabeza está rotada hacia un lado y al adoptar esta posición algunas de las articulaciones del cuello, especialmente las de la parte superior, alcanzan el rango máximo de rotación o se acercan mucho a él (Foto 29). Como resultado, esta posición genera mucha tensión en los tejidos que rodean las articulaciones del cuello y en aquellos que se encuentran entre la parte superior del cuello y la cabeza.

Si éste es su problema, debe evitar acostarse boca abajo. Además, es aconsejable que realice los ejercicios recomendados, especialmente los Ejercicios 1, 2 y 6: Retracción de la cabeza en la posición sentada, Extensión del cuello en la posición sentada y Rotación del cuello (para una mayor descripción de los ejercicios vea el Capítulo 5).

Esto le asegura que usted puede retraer su cabeza, extender el cuello de forma correcta y tener un rango de rotación de cuello adecuado.

Relajación luego de una actividad vigorosa

Al finalizar una actividad vigorosa, como por ejemplo, jugar al fútbol, hockey, tenis, correr o nadar, sin haber percibido ningún dolor, usted no debería colocar su cabeza en una posición protruida al sentarse o al acostarse mientras se relaja (Foto 30). Las articulaciones de la columna se distorsionan fácilmente si se mantiene una posición de sobreestiramiento durante un período prolongado. Habitualmente, luego de una actividad nos sentamos y relajamos en una silla, sin tener en cuenta la postura que adoptamos. Una vez que aparece un dolor severo en el cuello que dificulta su movilidad, automáticamente lo atribuimos a la actividad que acabamos de realizar. Sin embargo, deberíamos considerar que el dolor es el resultado de la posición protruida de la cabeza y del cuello que hemos adoptado.

Luego de una actividad vigorosa, debe retraer la cabeza y extender el cuello, realizando entre cinco a seis repeticiones. Si se sienta para descansar, evite la posición de la cabeza en protrusión.

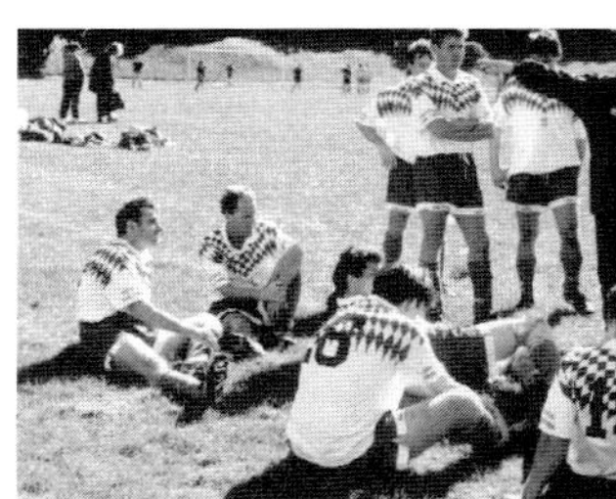

Foto 30) Relajación luego de una actividad vigorosa.

Trabajar en una posición torcida, inclinada o en espacios pequeños

Algunos trabajos requieren que adoptemos posturas que pueden producir un sobreestiramiento de los tejidos que rodean el cuello. A veces es necesario permanecer en la posición sentada, sobre todo en trabajos que requieren mucha precisión. Al mismo tiempo, en ocasiones, se trabaja en espacios muy reducidos o con la cabeza y el cuello en posiciones estáticas muy extrañas (Foto 31). En este caso, no será fácil prevenir la aparición del dolor de cuello simplemente adoptando la posición correcta regularmente. Si siente dolor de cuello, además de corregir la postura, usted debe realizar el Ejercicio 6: Rotación del cuello, y luego los Ejercicios 1 y 2: Retracción de la cabeza en la posición sentada y Extensión del cuello en la posición sentada (para una mayor descripción de los ejercicios, vea el Capítulo 5).

Al trabajar con la cabeza y el cuello en una posición estática, interrumpa a intervalos regulares esta posición y corrija la postura. También realice unas cinco a seis repeticiones del Ejercicio 6 y luego, los Ejercicios 1 y 2 (vea el Capítulo 5 para una mayor descripción de los ejercicios).

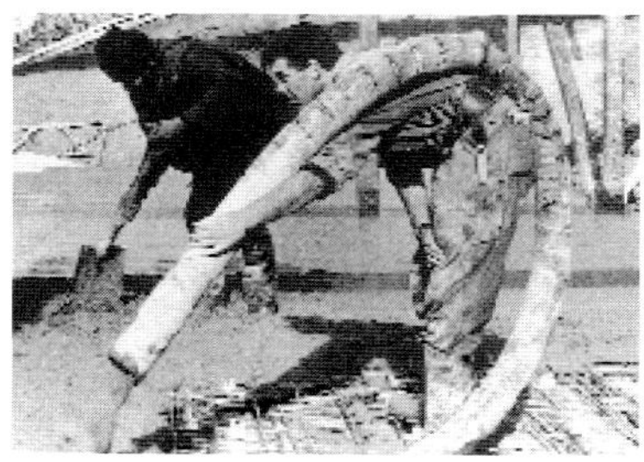

***Foto 31)** Posición estática de trabajo inadecuada.*

capítulo

Conozca el Método McKenzie

El ENTENDIMIENTO DE ESTE CAPÍTULO ES ESENCIAL PARA EL ÉXITO DE SU AUTOTRATAMIENTO. POR FAVOR, LÉALO CON MUCHA ATENCIÓN.

El objetivo de los ejercicios

El objetivo de los ejercicios es eliminar el dolor y, cuando es apropiado, recuperar la función normal. Esto significa lograr el rango completo de movilidad del cuello, o al menos el máximo rango posible, de acuerdo con las posibilidades de cada paciente.

Cuando esté realizando ejercicios para **aliviar el dolor**, efectúe el movimiento hasta *el límite del dolor o solamente hasta donde comienza el dolor*, luego afloje la presión y vuelva a la posición inicial. Cuando esté realizando ejercicios debido a rigidez, puede incrementar su eficacia aplicando una sobrepresión suave pero firme con su mano, con el objetivo de obtener el máximo rango de movimiento. Siempre debe corregir su postura y mantenerla luego de realizar los ejercicios. Una vez que el dolor del cuello haya desaparecido, es esencial que mantenga buenos hábitos posturales para prevenir recurrencias.

Efecto sobre la intensidad y localización del dolor

Hay tres efectos principales que deberá observar mientras esté realizando los ejercicios:

1. Los ejercicios pueden hacer que los síntomas desaparezcan.
2. También pueden provocar que aumente o disminuya la intensidad del dolor que usted experimenta.
3. Quizás puedan provocar que el dolor se traslade desde donde usted lo siente habitualmente hacia otra ubicación.

En ciertas ocasiones, los síntomas primero cambian de ubicación, luego disminuyen en intensidad y finalmente, desaparecen.

Algunas veces los efectos de los ejercicios sobre la intensidad o ubicación del dolor pueden ser muy rápidos. Es posible reducir la intensidad o cambiar la ubicación del dolor luego de realizar diez o veinte movimientos, y en ciertas condiciones, es posible que el dolor desaparezca completamente.

Con el objetivo de determinar si el programa de ejercicios está funcionando de forma eficaz para usted, es importante que observe cuidadosamente cualquier cambio en la intensidad o ubicación del dolor. Es posible que note que un dolor que sentía originalmente a un lado de la espalda, a través de los hombros o hacia el brazo, se mueve hacia el centro de su cuello como respuesta a los ejercicios realizados. En otras palabras, su dolor se localizó o ***centralizó***.

Centralización

Centralización es el movimiento del dolor hacia una ubicación más central, es un buen signo que ocurre cuando usted está realizando sus ejercicios (Foto 12). Si su dolor es percibido lejos del cuello y se mueve hacia la zona central de la columna cervical, usted está realizando los ejercicios correctamente y este programa de ejercicios es el indicado para usted.

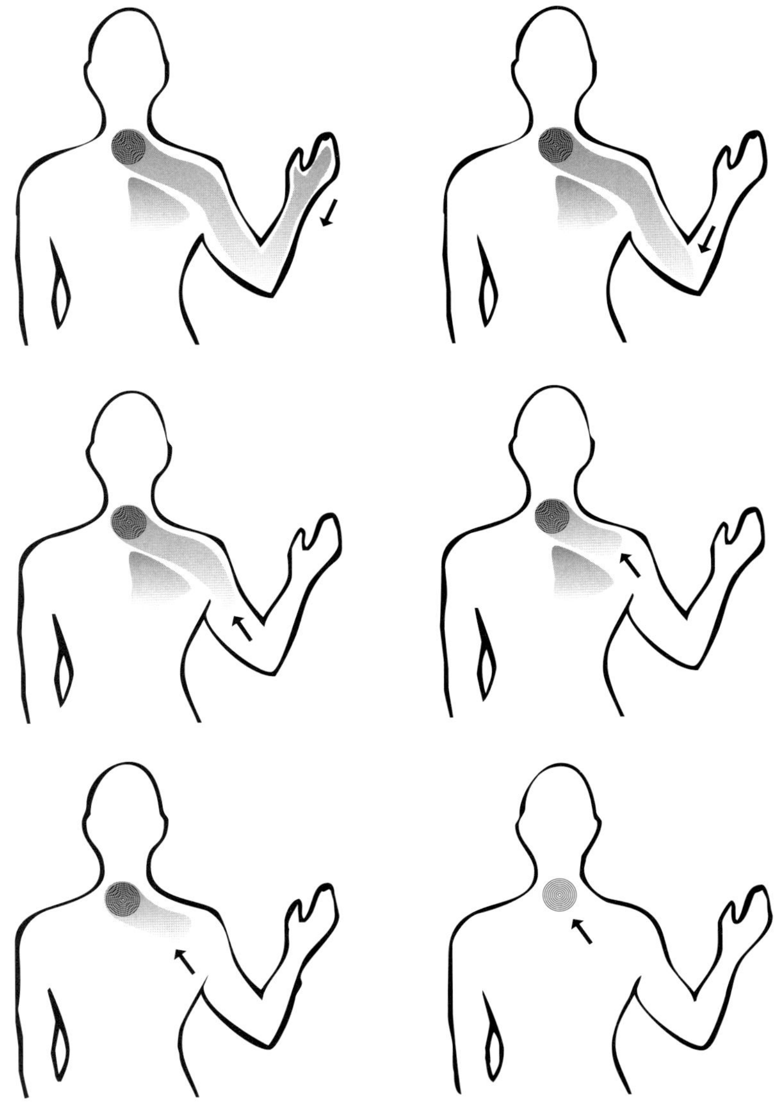

Figura 12) *La centralización progresiva del dolor indica que el programa de ejercicios es el apropiado.*

Dolor Intenso

Si su dolor de cuello es de tal intensidad que le resulta difícil mover su cabeza y no encuentra una posición cómoda para acostarse en la cama, debe realizar estos ejercicios con cuidado y lentamente.

Al comenzar con cualquiera de los ejercicios, es común y esperable que se produzca un *aumento* del dolor. Al continuar realizando los ejercicios, el dolor debe desaparecer rápidamente, o, por lo menos, reducir su intensidad. Esto ocurre generalmente durante la primera sesión de ejercicios y debe ser seguido de una centralización del dolor. Cuando el dolor ya no se disperse hacia fuera y sólo se sienta en el centro del cuello, su intensidad disminuirá rápidamente en un lapso de dos a tres días, y durante los tres días siguientes, desaparecerá completamente.

Si luego de realizar los ejercicios el dolor inicial aumenta y se intensifica o se expande hacia lugares alejados de la columna, debe suspenderlos y consultar a su médico. En otras palabras, no continúe con ninguno de los ejercicios si sus síntomas empeoran inmediatamente luego de realizarlos y persisten al día siguiente, o si durante el ejercicio, los síntomas aparecen o aumentan en el brazo por debajo del codo.

Como ya se mencionó, es común y esperable que luego de comenzar con este programa de ejercicios aparezcan nuevos dolores. Estos dolores son diferentes del dolor original, suelen sentirse en la zona del cuello y alrededor de los hombros, y no eran percibidos antes de comenzar con los ejercicios. Estos nuevos dolores son el resultado de haber realizado movimientos a los cuales su cuerpo no está acostumbrado, pero a medida que continúe realizando estos ejercicios, desaparecerán en un lapso de tres a cuatro días.

Si sus síntomas han durado muchas semanas o meses, no debe esperar estar sin dolor en dos o tres días. La respuesta será más lenta, pero si usted realiza los ejercicios correctamente, es solo cuestión de tiempo para que su dolor desaparezca.

A medida que su dolor disminuye lentamente, continúe realizando los ejercicios que generaron esta mejoría. No cambie nada de su rutina. Le será tentador agregar otros ejercicios, pero éstos pueden interrumpir su mejoría. Antes de considerar alguna otra actividad o ejercicios, continúe con los mismos ejercicios hasta que no haya mejoría.

Comenzando con el programa de ejercicios

Cuando comience con el programa de ejercicios, debe suspender cualquier otro ejercicio que le hayan enseñado en otra institución o que esté realizando regularmente, por ejemplo, ejercicios deportivos, de fitness o de gimnasio.
Si usted quiere continuar realizando ejercicios distintos a los descriptos en este libro para problemas de cuello, espere a que su dolor haya desparecido completamente.

Se recomienda que adopte la posición sentada mientras aprende a realizar estos ejercicios. Una vez que aprenda a realizarlos perfectamente, podrá hacerlos sentado o de pie, de la manera que le sea más conveniente.

Sin embargo, si al realizar los ejercicios en la posición sentada el dolor es tan severo que se hace intolerable, puede ser necesario que comience a realizarlos en la posición acostada. Así el dolor disminuirá debido a que la cabeza y el cuello tienen un mejor apoyo y las fuerzas compresivas sobre la columna son considerablemente menores que al estar sentado. Si usted tiene sesenta años de edad o más, comience con los ejercicios en la posición acostada. Las personas de edad avanzada suelen experimentar mareos o desorientación cuando realizan los ejercicios de extensión de la cabeza. Si estos síntomas continúan, suspenda los ejercicios y consulte a su médico. Por el contrario, si al realizar los ejercicios de extensión en la posición acostada no siente ninguna molestia, puede continuar haciéndolo sin ningún problema.

Si, debido a problemas médicos, tiene dificultades para permanecer acostado, debe limitarse a realizar los ejercicios en la posición sentada.

El Programa de Ejercic

Revisión

Con el objetivo de tratar exitosamente sus problemas de cuello, deberá realizar el siguiente programa de ejercicios:

- *En todo momento:* corrija su postura y mantenga la postura correcta.
- *Cuando tenga un dolor agudo:* si le es posible, realice los Ejercicios 1 y 2, si no, entonces realice los Ejercicios 3 y 4.
- *Cuando el dolor es más intenso de un lado y no responde:* primero realice el Ejercicio 5 y luego los Ejercicios 1 y 2.
- *Cuando el dolor agudo ha desaparecido:* realice los ejercicios 6 y 7, siempre seguidos de los Ejercicios 1 y 2.

Con el objetivo de prevenir futuros problemas de cuello de manera exitosa, usted deberá realizar lo siguiente:

- *En todo momento:* mantenga buenos hábitos posturales.
- *Cuando no tenga dolor ni rigidez:* realice el Ejercicio 6 dos veces por día, siempre seguido de los Ejercicios 1 y 2.
- *Al primer signo de recurrencia:* realice una corrección postural y los Ejercicios 1 y 2 de manera regular, es decir, diez veces por serie y entre seis a ocho series por día.

Es importante que lea cuidadosamente la descripción de los ejercicios y toda la información disponible en los Capítulos 5 y 6.

Ejercicio 1: Retracción de la cabeza en la posición sentada

Retracción de la cabeza significa deslizar la cabeza hacia atrás.

- Siéntese en una silla o en un banco, mire hacia delante y relájese completamente. A medida que lo hace, su cabeza se deslizará un poco hacia delante (Foto 32). Ahora usted está listo/a para comenzar con el primero y más importante de los ejercicios.
- Mueva su cabeza lenta pero firmemente hacia atrás hasta donde sea tolerable (Foto 33). Es importante que mantenga el mentón horizontal al suelo y hacia atrás a medida que realiza este ejercicio. En otras palabras, debe mantener su mirada hacia delante y no debe inclinar la cabeza hacia atrás, como si estuviera mirando hacia arriba. Cuando lleva su cabeza hacia atrás al máximo posible, usted adopta la posición de retracción de la cabeza (Foto 33).
- Una vez que haya mantenido esta posición por unos segundos, relájese y automáticamente su cabeza y cuello se protruirán nuevamente, es decir, se deslizarán hacia delante (Foto 32).
- Cada vez que realice estos movimientos, asegúrese de que su cabeza y cuello se deslicen al máximo rango posible de movimiento.
- Este ejercicio puede realizarse con mayor eficacia si se agrega una sobrepresión. Para ello, coloque las dos manos sobre el mentón y empuje firmemente un poco más la cabeza hacia atrás (Foto 34).

Este ejercicio se aplica principalmente en el tratamiento del dolor de cuello.

Cuando se usa para el *tratamiento* de dolor de cuello, el ejercicio debe repetirse diez veces por serie y las series deben realizarse de seis a ocho veces durante el día hasta que se vaya a dormir. Esto significa que debe realizar las series de diez repeticiones cada dos horas. Cuando el ejercicio se aplica para la *prevención* del dolor de cuello, debe repetirse cinco o seis veces, tanto como sea necesario.

Si al intentar realizar este ejercicio experimenta un dolor severo, debe reemplazarlo por el *Ejercicio 3: Retracción de la cabeza en la posición acostada.*

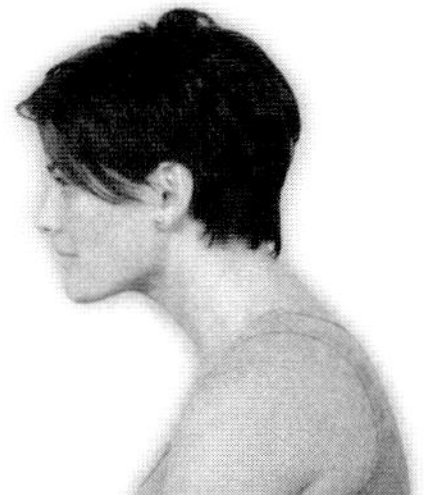
Foto 32)

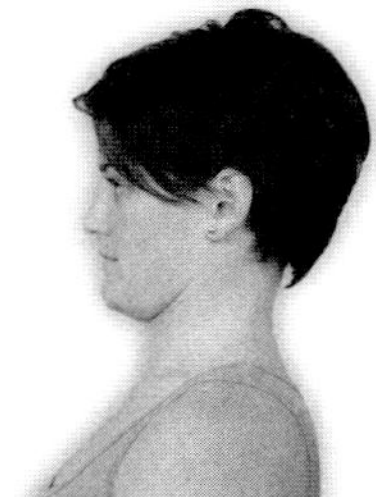
Foto 33)

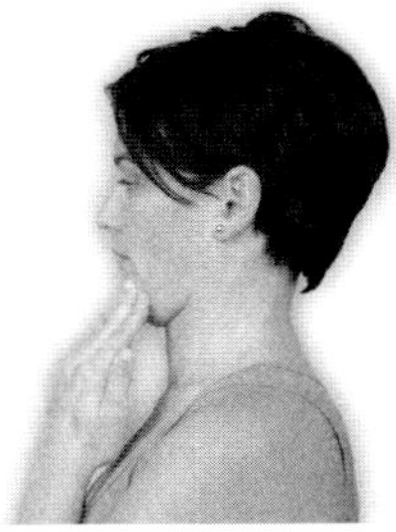
Foto 34)

Ejercicio 2: Extensión del cuello en la posición sentada

Extensión significa inclinar la cabeza hacia atrás. Este ejercicio siempre debe seguir al Ejercicio 1.

- Permanezca sentado, repita el Ejercicio 1 unas cuantas veces y luego mantenga su cabeza en la posición de retracción (Foto 35). Ahora está listo para comenzar con el Ejercicio 2.
- Levante el mentón hacia arriba e incline su cabeza hacia atrás como para mirar el cielo (Foto 36). A medida que realiza este movimiento, no permita que su cabeza se deslice hacia delante.
- Manteniendo su cabeza hacia atrás tanto como le sea posible, gírela de un lado al otro, moviendo su nariz media pulgada (alrededor de 2 cm) hacia la derecha y hacia la izquierda (Foto 37 y 38), intentando al mismo tiempo mover su cabeza aún más hacia atrás.

Este ultimo movimiento debe ser realizado rítmicamente y no demasiado despacio.

- Una vez que haya realizado esto por unos segundos, lleve su cabeza a la posición inicial. Nuevamente, cada vez que repita este movimiento, asegúrese de que la extensión del cuello se realiza al máximo rango posible de movimiento.

Este ejercicio puede aplicarse tanto para el tratamiento como para la prevención del dolor de cuello.

El Ejercicio 2 deberá ser realizado en diez repeticiones por serie y las series deberán ser distribuidas durante el día de manera simétrica, entre seis a ocho veces por día hasta que se vaya a dormir. Si su dolor es tan severo que no le permite realizar el Ejercicio 2, debe reemplazarlo por el *Ejercicio 3: Retracción de la cabeza en la posición acostada.*

Una vez que haya practicado los Ejercicios 1 y 2 por separado y no sienta ninguna molestia, podrá combinarlos de manera exitosa, transformándolos en un solo ejercicio.

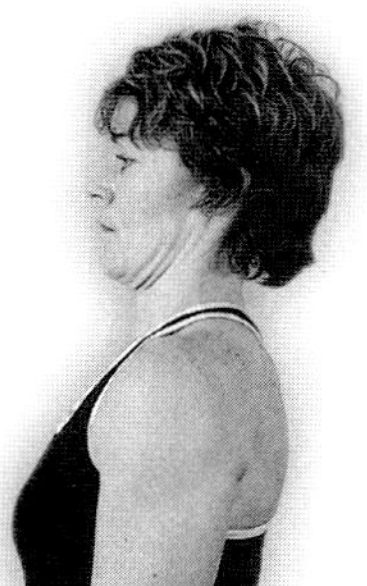
Foto 35)

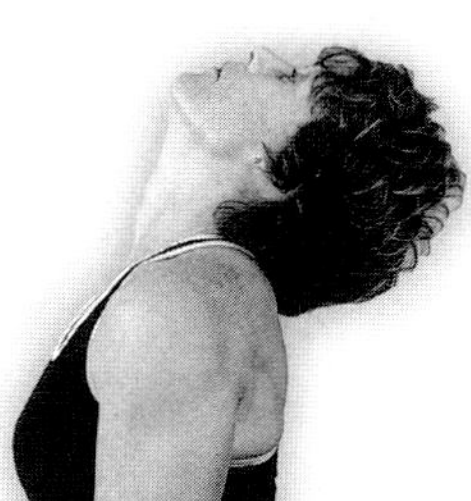
Foto 36)

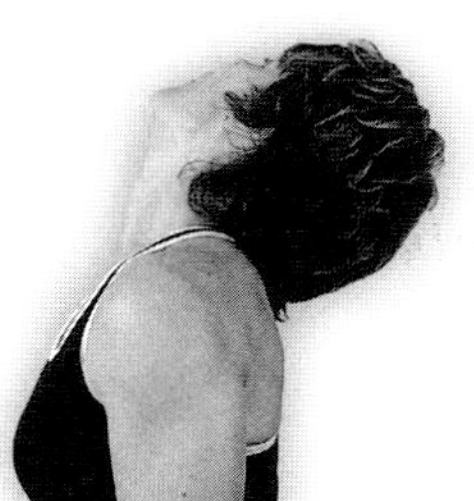
Foto 37)

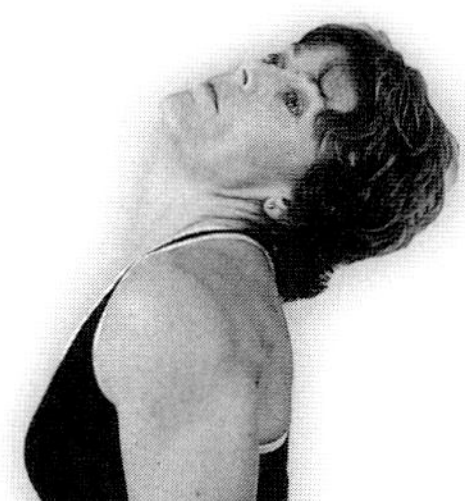
Foto 38)

Ejercicio 3: Retracción de la cabeza en la posición acostada

- Acuéstese boca arriba con la cabeza cerca del borde de la cama.

Por ejemplo, acuéstese a lo ancho de una cama matrimonial o a los pies de una cama individual. Relaje su cabeza y sus hombros sobre la cama y no use almohada (Foto 39). Ahora está listo/a para comenzar con el Ejercicio 3.

- Empuje con la parte de atrás de su cabeza el colchón y, al mismo tiempo, empuje su mentón hacia atrás también hacia el colchón (Foto 40). Como resultado, la cabeza y el cuello deberían moverse hacia atrás tanto como sea posible, mientras que usted permanece mirando al techo.
- Una vez que haya permanecido en esta posición por unos segundos, relájese y automáticamente la cabeza y el cuello volverán a la posición inicial (Foto 39). Cada vez que realice este ejercicio, asegúrese de que el movimiento de la cabeza y del cuello hacia atrás ha logrado el máximo grado posible de desplazamiento.

Este ejercicio se aplica principalmente para el tratamiento de dolor severo de cuello.

Una vez que haya realizado diez movimientos de retracción de la cabeza, evalúe el efecto que este ejercicio produjo en su dolor. Por ejemplo: si disminuyó la intensidad del dolor o éste se centralizó, usted puede continuar realizándolo sin ningún problema. En este caso, debe realizar el ejercicio diez veces por serie, entre seis y ocho series por día hasta que se vaya a dormir. Sin embargo, si el dolor se intensificó o se alejó de la columna respecto de su localización original, o si siente pinchazos y hormigueos o adormecimiento en los dedos de la mano, suspenda los ejercicios y consulte a su médico.

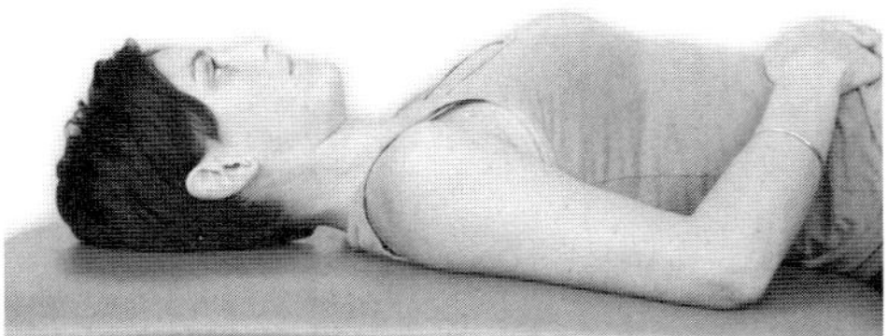

Foto 39)

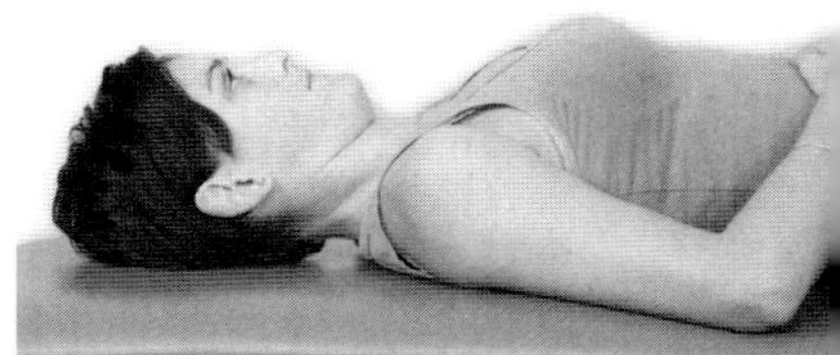

Foto 40)

Ejercicio 4: Extensión del cuello en la posición acostada

Este ejercicio debe realizarse siempre después del Ejercicio 3. Nuevamente debe acostarse boca arriba en la cama.

- Antes de comenzar con el Ejercicio 4, debe colocar una mano debajo de la cabeza y desplazarse por la cama hacia el borde hasta que su cabeza, cuello y la parte superior de los hombros se encuentren por fuera del borde de la cama (Foto 41).
- Mientras sostiene la cabeza con su mano, deslice suavemente la cabeza hacia atrás y hacia el suelo (Foto 42).
- Ahora retire su mano (Foto 43) e incline la cabeza y el cuello hacia atrás tanto como le sea posible e intente mirar hacia el suelo, justo debajo de usted.
- En esta posición gire la cabeza de un lado al otro repetidamente, moviendo la nariz media pulgada (2 cm) hacia la derecha y hacia la izquierda (Foto 44), intentando mover su cabeza y su cuello aún más hacia atrás. Este último movimiento debe realizarse rítmicamente y no muy despacio.

(El Ejercicio 4 continúa en la página siguiente)

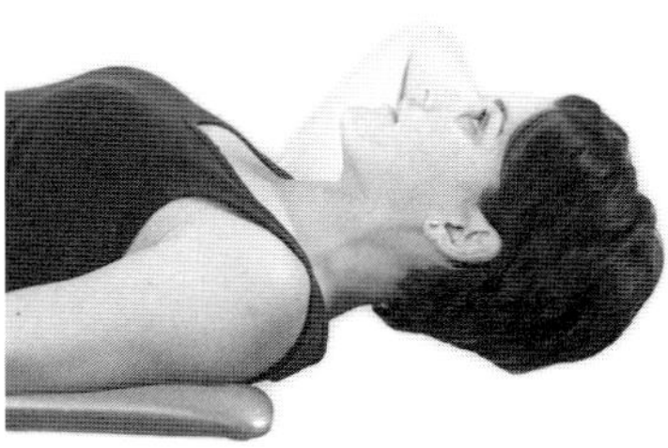

Foto 41)

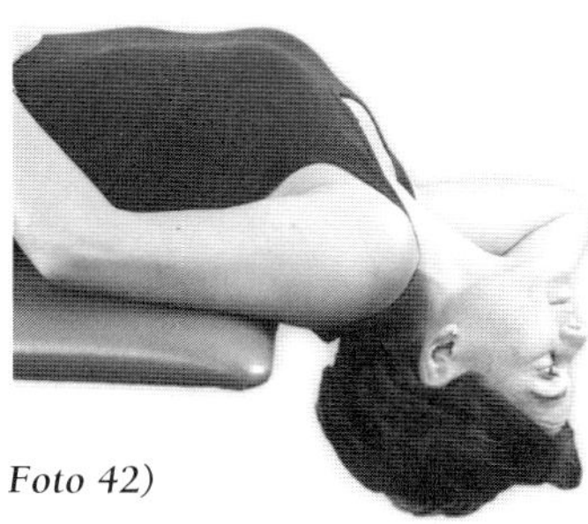

Foto 42)

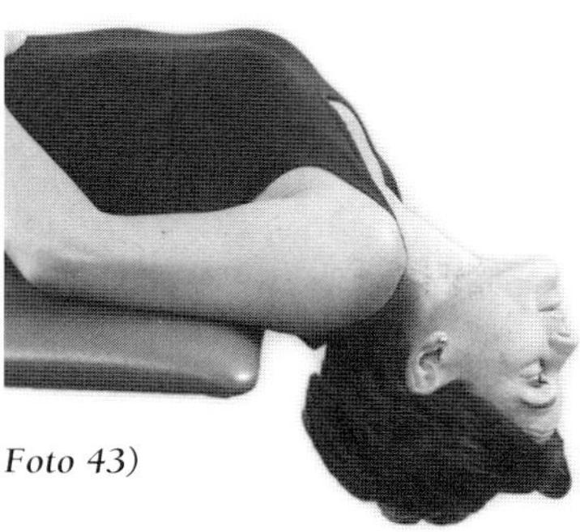

Foto 43)

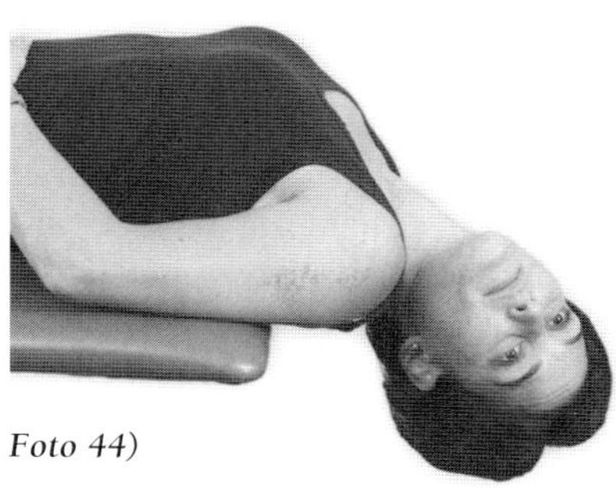

Foto 44)

(Ejercicio 4, continuación de la página anterior)

- Una vez que haya alcanzado el máximo grado de extensión, intente relajarse en esta posición durante aproximadamente treinta segundos.
- Para volver a la posición inicial, primero coloque una mano debajo de su cabeza y ayude a que vuelva a la posición horizontal; deslícese hacia abajo hasta que su cabeza toque la cama nuevamente.

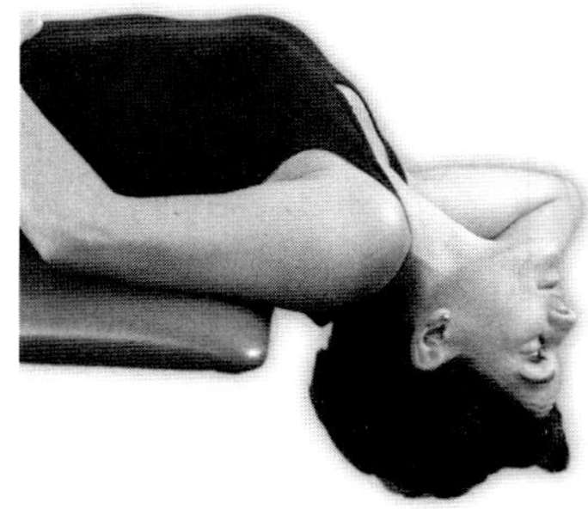

Luego de realizar este ejercicio, es importante que **no se levante** enseguida, descanse por unos minutos con su cabeza apoyada sobre la cama. No use almohada.

Al igual que el Ejercicio 3, este ejercicio se aplica principalmente para el dolor severo de cuello.

Hasta que los síntomas agudos no desaparezcan, el Ejercicio 4 debe seguir al Ejercicio 3 y debe realizarse una sola serie. Una vez que desaparezca el dolor, el Ejercicio 3 y el Ejercicio 4 pueden ser reemplazados por el Ejercicio 1 y 2.

⚠ Luego de realizar el Ejercicio 4 siempre debe realizarse una serie del Ejercicio 3: Retracción de la cabeza en la posición acostada!

Ejercicio 5: Flexión lateral del cuello

- Siéntese en una silla y repita el Ejercicio 1 varias veces y luego mantenga la posición de retracción (Foto 45). Ahora está listo/a para comenzar con el Ejercicio 5.
- Incline su cuello hacia un lado y mueva la cabeza hacia el lado donde siente más dolor (Foto 46). No permita que su cabeza gire haciendo que su nariz se mueva hacia el hombro. En otras palabras, mantenga su mirada hacia delante y acerque su oreja hacia el hombro. Es importante que mantenga la cabeza en la posición de máxima retracción a medida que realiza este ejercicio.
- Este ejercicio puede realizarse con mayor eficacia colocando la mano de la zona de mayor dolor sobre la cabeza y ejerciendo una presión suave pero firme sobre la cabeza hacia la zona de dolor (Foto 47).
- Una vez que haya mantenido su cabeza en esta posición por unos segundos, vuelva a la posición inicial. Este ejercicio se utiliza principalmente cuando tiene dolor de un solo lado del cuello que no mejora con el Ejercicio 1 y 2, o para el tratamiento del dolor de cuello que se siente más de un lado que del otro.

Hasta que los síntomas no se centralicen, el Ejercicio 5 debe realizarse de la siguiente manera, diez repeticiones por serie y entre seis a ocho series por día.

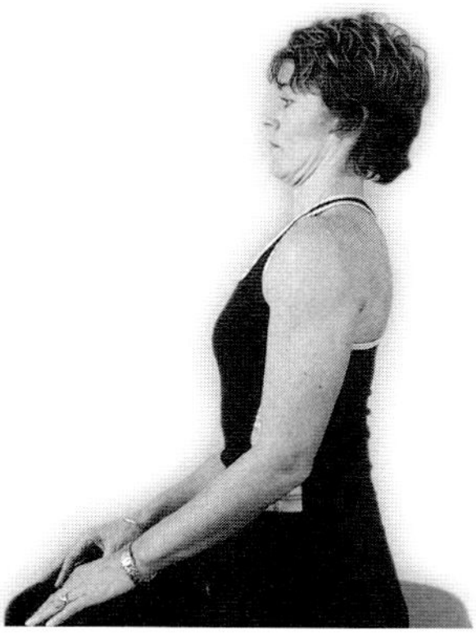

Foto 45)

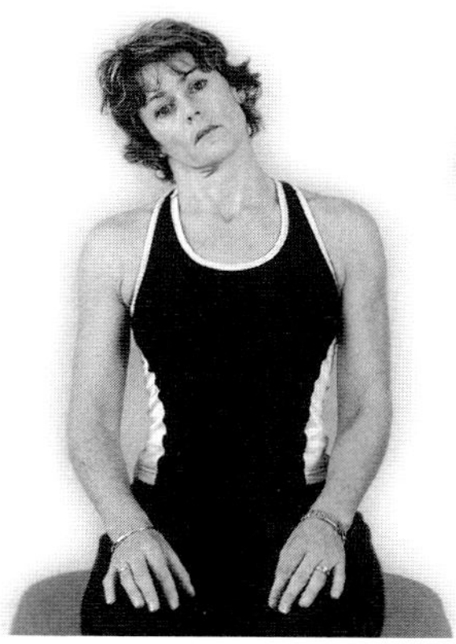

Foto 46)

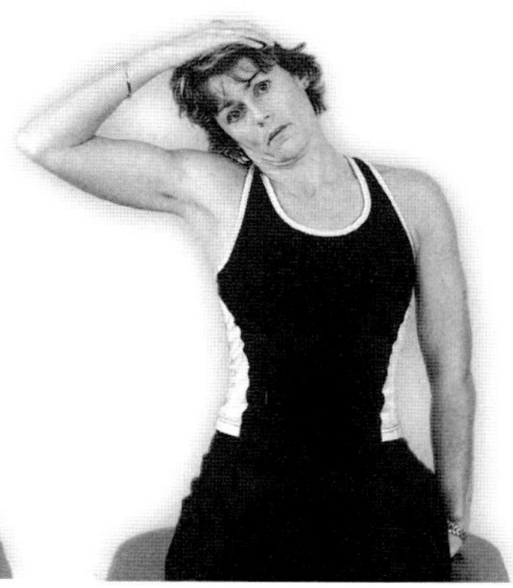

Foto 47)

Ejercicio 6: Rotación del cuello

Rotación del cuello significa girar su cabeza hacia la izquierda y hacia la derecha.

- Siéntese en una silla y repita el Ejercicio 1 varias veces, y luego mantenga su cabeza en la posición de retracción (Foto 48). Ahora está listo para comenzar con el Ejercicio 6.
- Manteniendo la retracción, gire la cabeza tanto como le sea posible hacia la derecha y luego hacia la izquierda (Foto 49). Es importante mantener la cabeza en la posición de retracción a medida que realiza este movimiento. Si siente más dolor al girar hacia un lado que hacia el otro, continúe girándola hacia el lado **más doloroso**, con las repeticiones, el dolor debe centralizarse o disminuir en intensidad. Sin embargo, si el dolor aumenta y no se produce una centralización, continúe con los ejercicios pero realice las rotaciones hacia la zona de menor dolor. Una vez que sienta que tiene la misma intensidad de dolor o que éste ha desaparecido y solo siente rigidez cuando gira la cabeza hacia cualquiera de los lados, continúe realizando los ejercicios girando la cabeza hacia ambos lados.
- El ejercicio puede realizarse con mayor eficacia si con las dos manos empuja su cabeza suave pero firmemente hacia una mayor rotación (Foto 50, 51 y 52).
- Una vez que haya mantenido la cabeza en el máximo grado de rotación por unos segundos, vuelva la cabeza a la posición inicial.

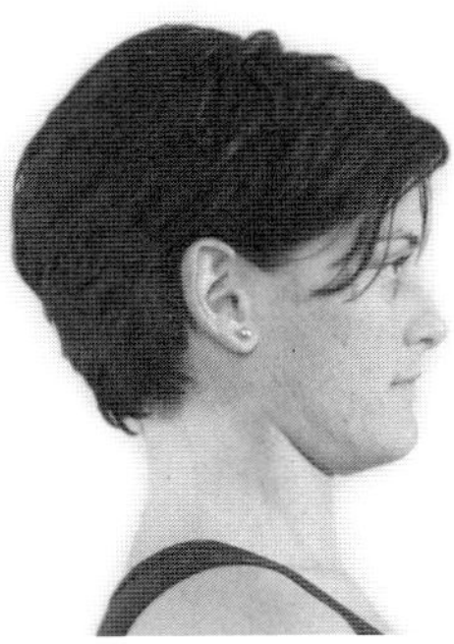

Foto 48)

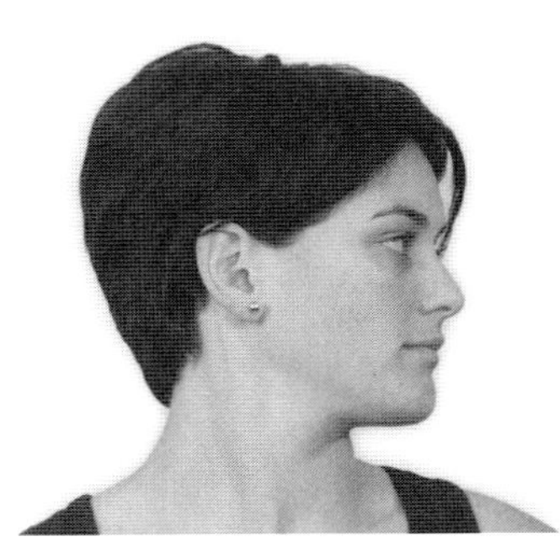

Foto 49)

Este ejercicio se aplica tanto para el tratamiento como para la prevención del dolor de cuello.

Cuando se aplica para el dolor o rigidez de cuello, el ejercicio debe realizarse diez veces por serie y entre seis a ocho series por día. Se produzca o no centralización o disminución del dolor, luego del Ejercicio 6, siempre debe realizarse el Ejercicio 1 y 2. Cuando el objetivo es prevenir futuros problemas de cuello, el ejercicio debe realizarse cinco o seis veces, de vez en cuando, o tanto como sea necesario (por ejemplo: cuando se sienta rigidez por primera vez).

Tenga en cuenta que en la mayoría de los casos, la rigidez producida en la rotación del cuello es producto de un bloqueo o traba en la articulación, la cual debe ser tratada con el Ejercicio 1 y 2. Realice el Ejercicio 6 sólo si su dolor de cuello o de cabeza no mejora con los Ejercicios 1 y 2.

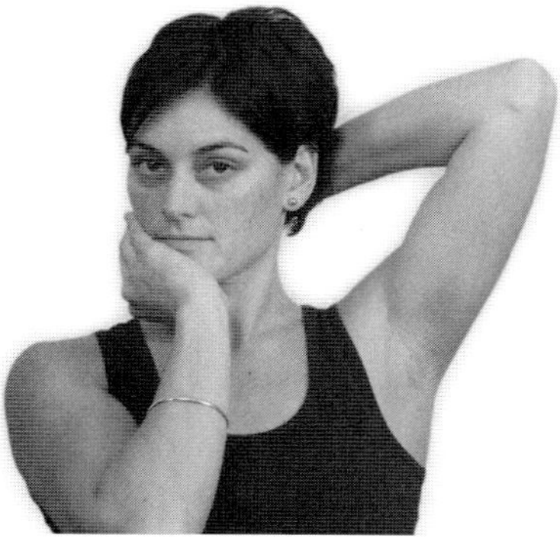

Foto 50)

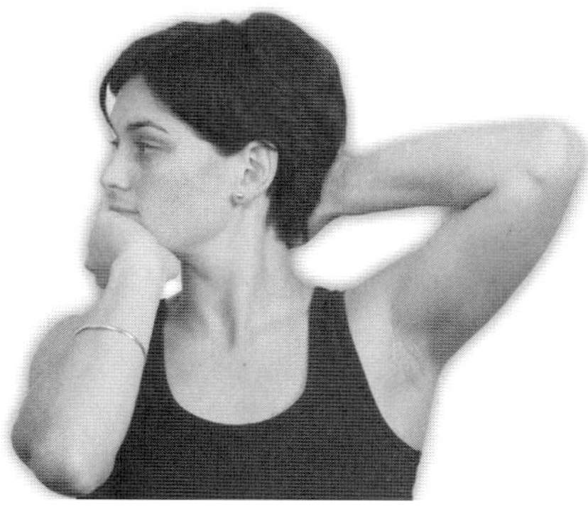

Foto 51)

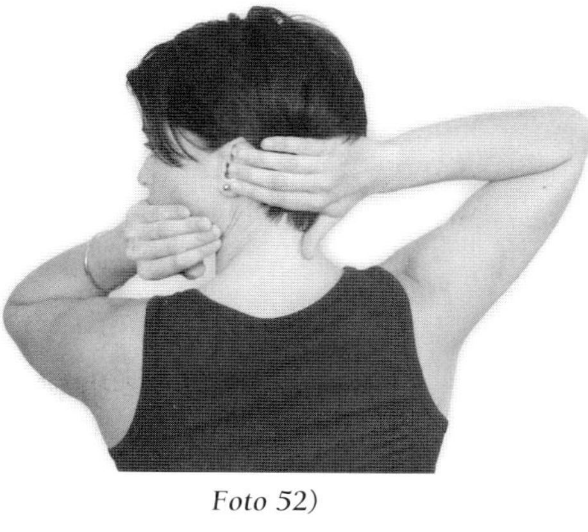

Foto 52)

Ejercicio 7: Flexión del cuello en la posición sentada

Flexión significa inclinarse hacia delante.

- Siéntese en una silla, mire hacia delante y relájese completamente (Foto 53). Ahora está listo para comenzar con el ejercicio 7.
- Deje caer su cabeza hacia delante y relájela permitiendo que el mentón se acerque lo máximo posible al pecho (Foto 54).
- Coloque sus manos por detrás de la cabeza y entrecruce sus dedos. Deje que sus brazos se relajen permitiendo que sus codos se orienten hacia el suelo. En esta posición, el peso de sus brazos empujará su cabeza hacia abajo acercando su mentón al pecho (Foto 55).
- El ejercicio puede realizarse con mayor eficacia si con las manos empuja su cabeza hacia el pecho de forma suave pero firme.
- Una vez que haya mantenido la cabeza en la posición de máxima flexión por unos segundos, llévela nuevamente a la posición inicial. Este ejercicio se aplica especialmente para el tratamiento de dolor de cabeza, pero es útil también para el dolor o rigidez de cuello luego de que los síntomas agudos hayan desaparecido.

En ambos casos, debe realizarse dos o tres veces por serie y entre seis a ocho series por día. Cuando se aplica para el tratamiento del dolor de cabeza, el Ejercicio 7 debe realizarse junto con el Ejercicio 1. Cuando se aplica para el tratamiento del dolor o rigidez de cuello, después del Ejercicio 7 siempre debe realizarse el Ejercicio 1 y el Ejercicio 2.

⚠ Después de realizar el Ejercicio 7 siempre debe realizarse el Ejercicio 1 y el Ejercicio 2!

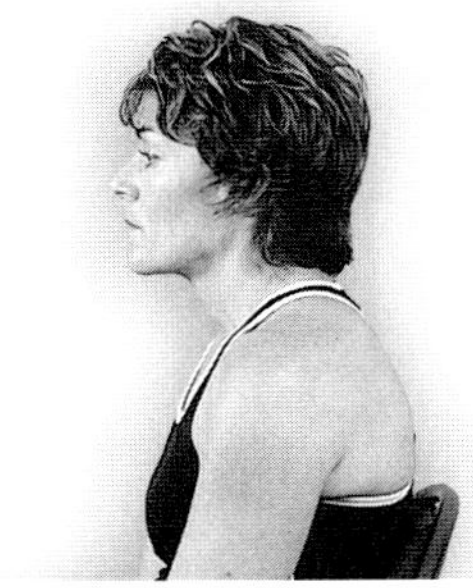

Foto 53)

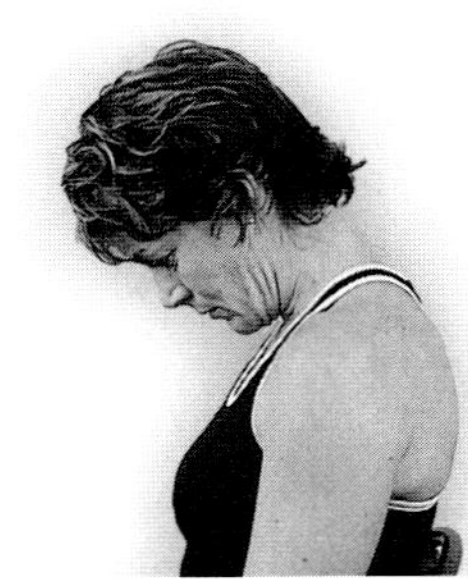

Foto 54)

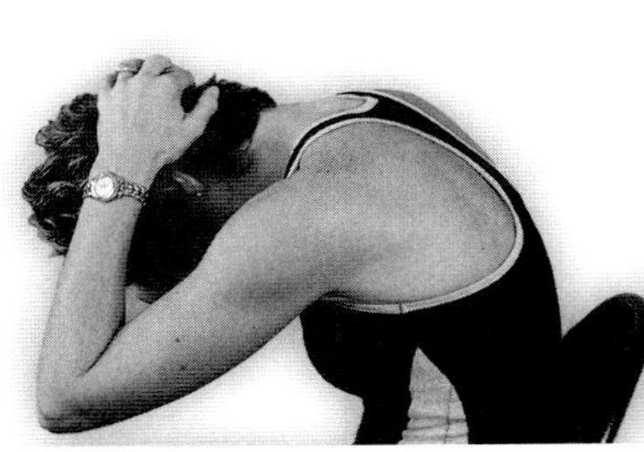

Foto 55)

Cuándo Realizar los Ejercicios

Cuando tiene un dolor importante

Si el dolor es muy severo, quizás le sea difícil levantarse de la cama, realizar ciertos movimientos le resultarán imposibles y generalmente le costará encontrar una posición confortable para sentarse o trabajar. Aunque tenga un dolor severo, siempre debe intentar realizar el *Ejercicio 1: Retracción de la cabeza en la posición sentada* (Foto 56). Muchas personas han logrado una disminución importante del dolor con este ejercicio, sin la necesidad de realizarlo en la posición acostada. Tan pronto como le sea posible, así sea en la primera consulta, debe incorporar el *Ejercicio 2: Extensión del cuello en la posición sentada* (Foto 57). Siga con los ejercicios mencionados anteriormente hasta experimente una considerable mejoría. Una vez que no sienta dolor agudo, deberá continuar con el programa de ejercicios indicado para cuando el dolor ha desaparecido.

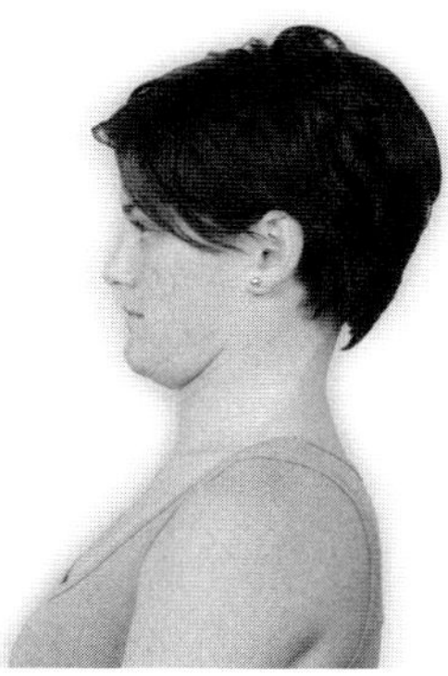

Foto 56)
Ejercicio 1

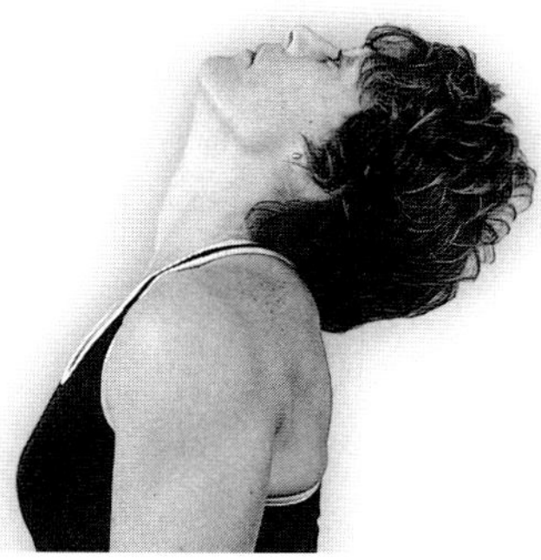

Foto 57)
Ejercicio 2

Si usted ha realizado tres o cuatro series del Ejercicio 1, en un lapso de quince minutos, y el dolor persiste de tal forma que no le permite continuarlo, suspenda el Ejercicio 1 y reemplácelo por el *Ejercicio 3: Retracción de la cabeza en la posición acostada* (Foto 58). Luego de unas cuantas repeticiones, sus síntomas deberían disminuir y centralizarse, lo que indica una mejoría. Tan pronto pueda realizar el Ejercicio 3 sin ningún inconveniente y sus síntomas hayan mejorado, debe comenzar con el *Ejercicio 4: Extensión del cuello en la posición acostada* (Foto 59), al mismo tiempo, si sus síntomas han dejado de mejorar, debe comenzar a realizar el Ejercicio 4. El momento indicado para comenzar con el Ejercicio 4 varía de una persona a otra, pero cuanto antes pueda hacerlo, mejor. Es importante que controle cuidadosamente su patrón de dolor. Si luego de unos días su dolor se desplaza hacia el centro o la base de su cuello y disminuye en intensidad, está realizando los ejercicios correctamente. Pronto el dolor desaparecerá por completo y será reemplazado por una sensación de rigidez o de tensión.

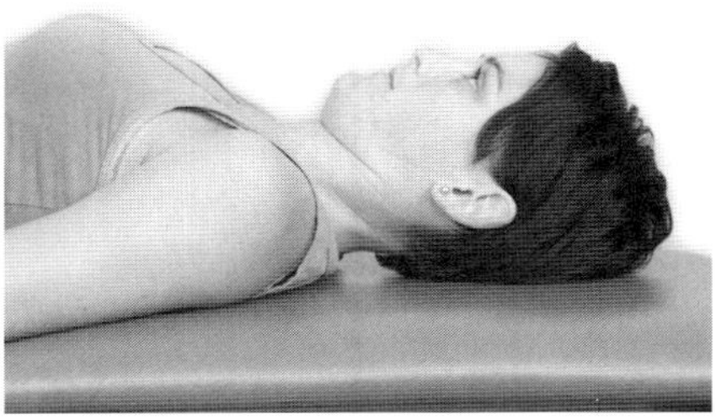

Foto 58)
Ejercicio 3

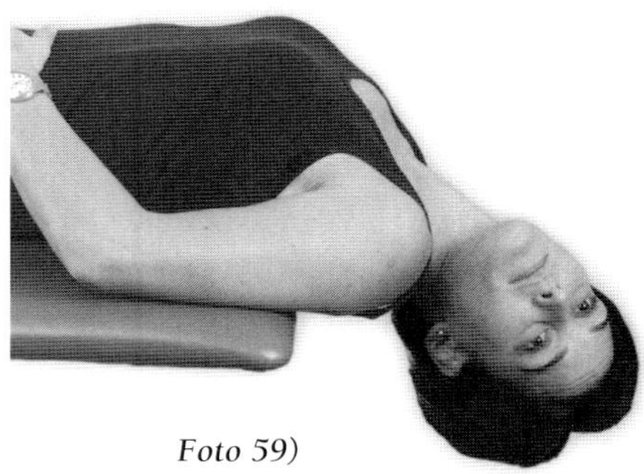

Foto 59)
Ejercicio 4

Una vez que haya mejorado significativamente, deberá disminuir gradualmente las series de los Ejercicios 3 y 4, y al mismo tiempo, incorporar los Ejercicios 1 y 2. Generalmente le tomará entre dos y tres días luego de comenzar con los ejercicios en la posición acostada, y a veces menos. En poco tiempo, solo realizará los ejercicios en la posición sentada y notará que el dolor disminuye de la misma manera que con los ejercicios realizados en la posición acostada. En este estadio, permanecerá sin sufrir dolor por mayor tiempo. Nuevamente, una vez que se sienta considerablemente mejor y ya no tenga un dolor agudo, continúe con el programa de ejercicios descripto para "cuando el dolor agudo ha disminuido".

Cuando tiene dolor de cabeza

Generalmente, el dolor de cabeza puede aliviarse realizando uno de los ejercicios recomendados, Ejercicio 1 o 7. No le causará ningún daño si intenta realizar estos ejercicios por unos días para comprobar si le ayudan o no. Los primeros tres días debe realizar el *Ejercicio 1: Retracción de la cabeza en la posición sentada* (Foto 60), a intervalos regulares y en el momento en comience a sentir dolor de cabeza. Si nota que el dolor disminuye pero no desaparece completamente, deberá incluir el *Ejercicio 7: Flexión del cuello en la posición sentada* (Foto 61). Este ejercicio es especialmente útil para disminuir el dolor de cabeza que se distribuye por arriba, por detrás, dentro o por debajo de los ojos. Puede evitar que aumente su intensidad si comienza con el ejercicio en cuanto comience a sentir dolor.

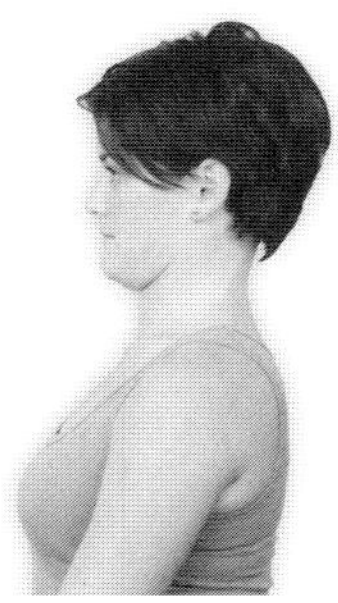

Foto 60)
Ejercicio 1

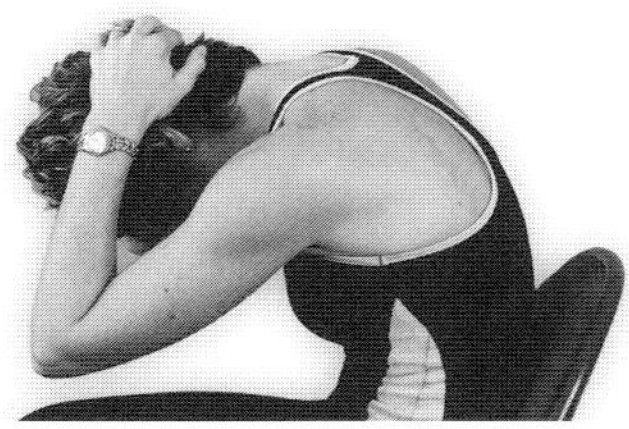

Foto 61)
Ejercicio 7

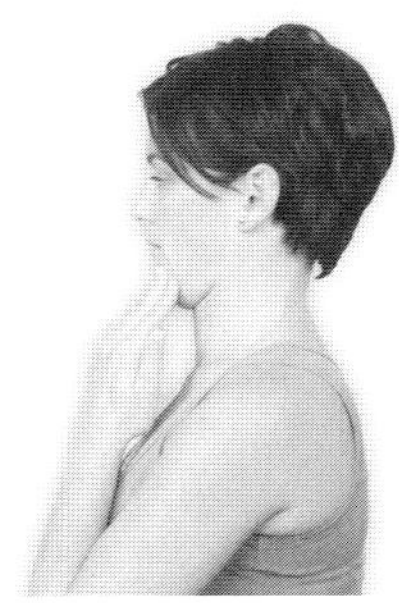

Foto 62)
Aplicando sobrepresión.

Si su dolor de cabeza no disminuye con estos dos ejercicios, intente mantener 1-2 minutos la posición del Ejercicio 1 en el máximo grado de retracción aplicando sobrepresión (vea página 26), (Foto 62). También deberá realizar en los tres días siguientes el *Ejercicio 4: Extensión del cuello en la posición acostada* (Foto 63) seguido de los Ejercicios 1 y 2, más la corrección postural. A medida que sus síntomas continúen mejorando, podrá disminuir gradualmente el Ejercicio 4, pero deberá continuar con los otros dos ejercicios.

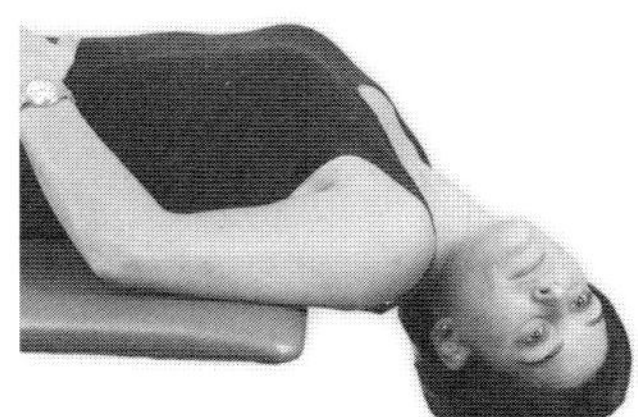

Foto 63)
Ejercicio 4

Si no ha experimentado mejoría con alguno de los ejercicios o si su dolor de cabeza empeora mientras realiza los ejercicios y persiste durante varios días, debe suspenderlos y consultar a su médico.

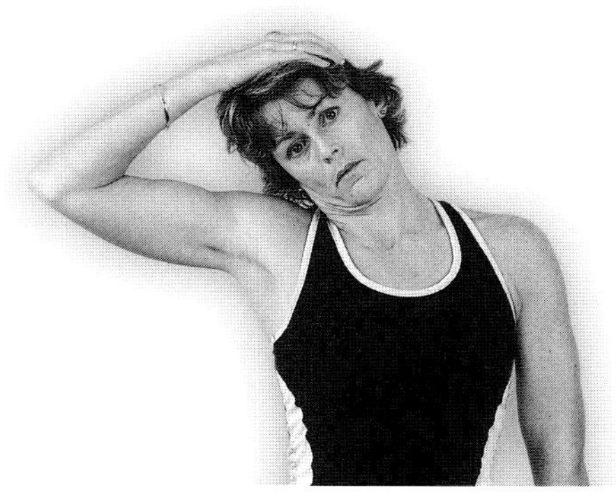

Foto 64)
Ejercicio 5

Luego de realizar el Ejercicio 5 Deberá realizar el Ejercicio 1 y 2!

No hay respuesta o beneficio

Si siente dolor de un solo lado de la columna o mucho más de un lado que del otro, el ejercicio recomendado es el *Ejercicio 5: Flexión lateral del cuello* (Foto 64). Se produzca o no centralización o disminución del dolor luego de realizar el Ejercicio 5, siempre debe realizar el Ejercicio 1 y 2. Luego de dos o tres días de realizar este ejercicio notará que el dolor se ha distribuido de manera pareja alrededor de su columna cervical o se ha centralizado. En este momento podrá disminuir gradualmente el Ejercicio 5.

Cuando se sienta considerablemente mejor y su dolor se haya centralizado completamente, continúe con el programa de ejercicios descripto para "cuando el dolor agudo ha disminuido".

Cuando el dolor agudo ha disminuido

Cuando el dolor agudo haya desaparecido, es probable que sienta un poco de dolor o rigidez al mover su cuello en ciertas direcciones. Quizás perciba esto más frecuentemente cuando gire su cabeza hacia un lado o hacia el otro o cuando incline su cabeza y cuello para mirar hacia abajo. Es probable que en este estadio el tejido dañado o sobreelongado haya cicatrizado. Ahora debe asegurarse de que la elasticidad de estos tejidos y la flexibilidad de su columna en su conjunto han mejorado sin que se haya producido ningún daño.

Si tiene dolor al girar hacia la derecha o hacia la izquierda, deberá realizar el *Ejercicio 6: Rotación del cuello* (Foto 65) y si tiene dolor al inclinar la cabeza hacia delante, deberá realizar el *Ejercicio 7: Flexión del cuello en la posición sentada* (Foto 66). Cada vez que realice el ejercicio, hágalo hasta el límite del dolor y luego retire la presión.

El dolor debe desaparecer por completo en un lapso de dos a tres semanas. Luego de cada serie de los Ejercicios 6 y 7, debe realizar algunas repeticiones de los Ejercicios 1 y 2.

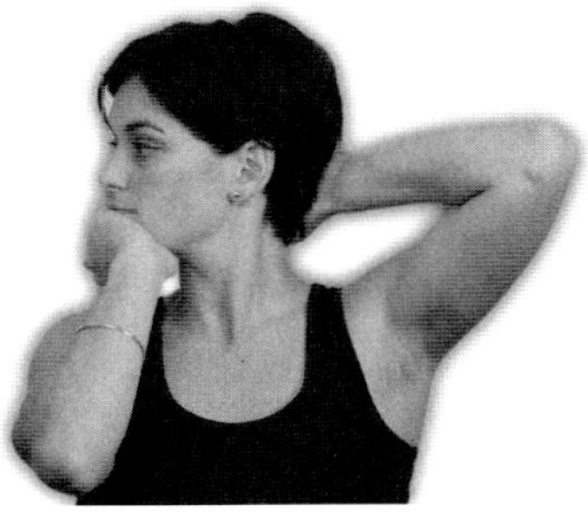

Foto 65)
Ejercicio 6

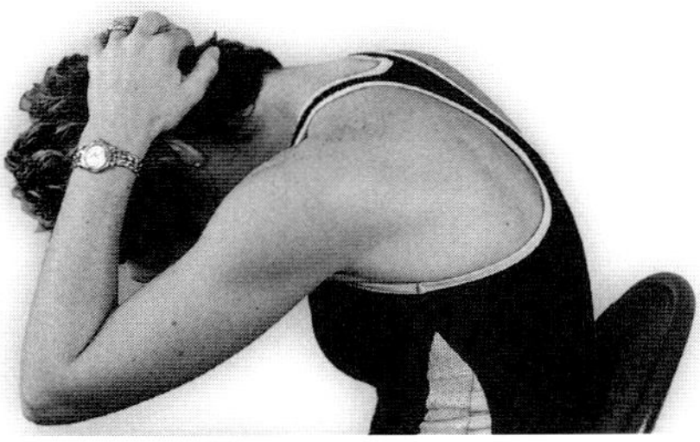

Foto 66)
Ejercicio 7

Si sólo siente rigidez al realizar estos ejercicios, deberá realizar el mismo ejercicio pero aplicar sobrepresión con sus manos al final de cada movimiento. De esta manera, logrará realizar el máximo grado de movimiento. En un período de tres a seis semanas usted debería recuperar su función normal.

Una vez que el dolor haya desaparecido, debe seguir las recomendaciones indicadas para prevenir recurrencias de problemas de cuello. Continúe con el programa de ejercicios indicado para cuando no tenga dolor o rigidez.

Cuando no tiene dolor o rigidez

Si recientemente o en el pasado ha tenido uno o más episodios de dolor de cuello, comience con el programa de ejercicios aunque en este momento no sienta dolor. En este caso, no es necesario realizar todos los ejercicios cada dos horas.

Para prevenir recurrencias de problemas de cuello debe realizar el *Ejercicio 6: Rotación del cuello* (Foto 67) seguido de los *Ejercicios 1 y 2: Retracción de la cabeza en la posición sentada y Extensión del cuello en la posición sentada* (Foto 68 y 69), de manera regular, preferentemente por la noche y por la mañana. Más aún, ante la menor sensación de tensión durante el trabajo o cuando esté sentado/a, realice los Ejercicios 1 y 2. Es muy importante que controle su postura todo el tiempo y nunca más permita que la tensión postural sea la causa de su dolor de cuello. Estos ejercicios tendrán muy poco efecto o ningún efecto si usted adopta constantemente malas posturas. Aunque quizás necesite ejercitar de la manera descripta anteriormente por el resto de su vida, es fundamental que desarrolle buenos hábitos posturales.

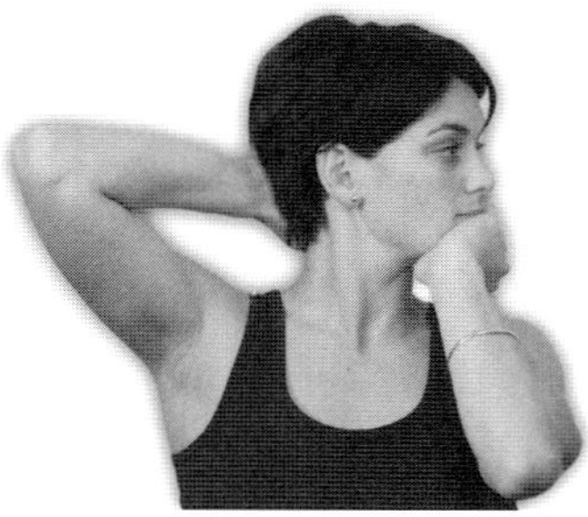

Foto 67)
Ejercicio 6

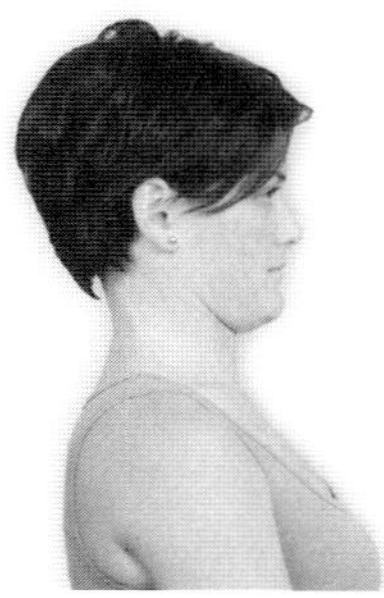

Foto 68)
Ejercicio 1

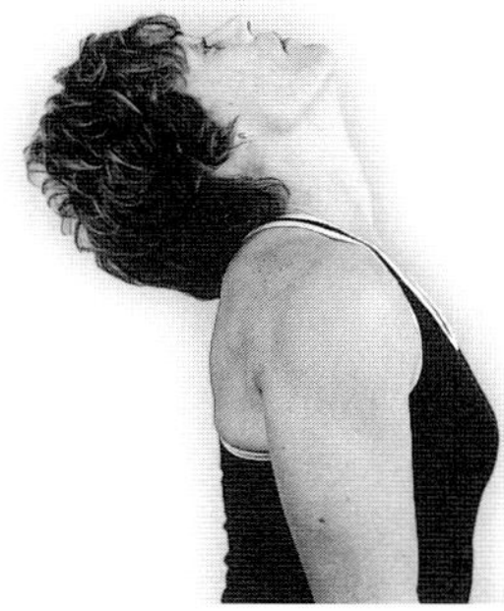

Foto 69)
Ejercicio 2

Debido a que toma un minuto realizar una serie del Ejercicio 6 y otro minuto combinar los Ejercicios 1 y 2 y repetirlos diez veces, el hecho de tener poco tiempo no debe ser una excusa para no realizar los ejercicios.

Recurrencias

Ante el primer signo de recurrencia de dolor de cuello, realice inmediatamente el *Ejercicio 1 y 2: Retracción de la cabeza en la posición sentada y Extensión del cuello en la posición sentada.* Si su dolor es tan severo que le impide realizar los ejercicios o estos no logran disminuir el dolor, comience en seguida con los *Ejercicios 3 y 4: Retracción de la cabeza en la posición acostada y Extensión del cuello en la posición acostada.* Si tiene síntomas en un lado que no centralizan con ninguno de los ejercicios, entonces debe comenzar con el *Ejercicio 5: Flexión lateral del cuello.* Nuevamente, usted deberá prestar especial atención a su postura, realizar regularmente el ejercicio de corrección postural y mantener la postura correcta tanto como le sea posible.

Cuando aparece un episodio de dolor agudo de cuello

- Es fundamental mantener una buena postura. No le será posible mantener la lordosis cervical si permanece sentado o de pie en una postura incorrecta.
- Mantenga su cabeza en alto todo el tiempo. Cuando permite que su cabeza caiga o se incline hacia abajo, por ejemplo cuando lee, teje, cose o trabaja en su escritorio, usted agrega una tensión extra en el tejido que ya ha sido dañado o sobreelongado.
- No realice círculos con la cabeza y evite los movimientos bruscos, especialmente girar la cabeza rápidamente.
- Evite aquellas posiciones y movimientos que originalmente causaron su problema. Debe dar tiempo para que el proceso de curación y cicatrización se cumpla.
- No duerma con más almohadas de las necesarias, o sea, use solamente una. El contenido de la almohada debe ser ajustable con el objetivo de brindar el soporte adecuado al cuello.
- Si aun por las noches se siente incómodo/a, quizás obtenga un buen resultado con el uso de un rodillo cervical.
- No duerma boca abajo; esta posición produce mucha tensión en el cuello.
- No se acueste en la bañadera por mucho tiempo; esta posición hace que su cabeza y su cuello se inclinen hacia delante de manera excesiva.
- Comience con los ejercicios de autotratamiento cuidadosamente. Recuerde que es esperable un aumento inicial del dolor al comenzar con cualquiera de los ejercicios. Este dolor debe disminuir o centralizarse a medida que repite los movimientos.

El Instituto McKenzie® Internacional Centro de estudios de postgrado en Diagnóstico y Terapia Mecánica®

El Instituto brinda el único entrenamiento autorizado y certificado en el Método McKenzie® de Diagnóstico y Terapia Mecánica®.

Durante la última década hubo un crecimiento mundial enorme que llevó al Instituto McKenzie Internacional al desarrollo de una agrupación regional de sus entidades representativas en el mundo, con el objetivo de mejorar el manejo del programa de educación y sus investigaciones, así como también diversificar los lugares y programas de los congresos.

Las tres regiones son: Asia/Pacífico y los Estados del Golfo, Europa y las Américas. Actualmente existen las siguientes entidades representativas del Instituto:

Américas - Argentina
Américas - Brasil
Américas - Canadá
Américas – Estados Unidos
Alemania
Arabia Saudita
Australia
Austria
Bélgica
Chipre
Croacia
Dinamarca
Eslovenia
Finlandia
Francia
Holanda
Hungría
Inglaterra
Italia
Japón
Luxemburgo
Nigeria
Noruega
Nueva Zelanda
Polonia
República Checa
Suecia
Suiza

Visite la página web del Instituto: http://www.mckenziemdt.org y elija su país para obtener la siguiente información:

- Información actualizada acerca de la entidad representativa del Instituto en su país.
- Encuentre un profesional certificado en el Método McKenzie.

Américas - Estados Unidos

The McKenzie Institute® USA
Syracuse, New York
Tel.: 1-315-471-7612, Línea gratuita: 1-800-635-8380
Fax: 1-315-471-7636, E-mail: info@mckenziemdt.org

Américas - Canadá

Robin McKenzie Institute Canada
Tel.: Línea gratuita: 1-800-463-8568
E-mail: mckenziecanada@bellnet.ca

El propósito de brindar esta información de contacto es que encuentre un profesional certificado en el Método McKenzie de Diagnóstico y Terapia Mecánica y solicite un turno para realizar una evaluación apropiada con el profesional. No se recomienda que el paciente o el profesional discuta o brinde recomendaciones terapéuticas por teléfono.

Debido a regulaciones legales de cada país, no todas las entidades representativas del Instituto pueden brindarle un listado de los profesionales certificados a través de Internet. En tal caso, contáctese directamente con la entidad representativa del Instituto en su país.